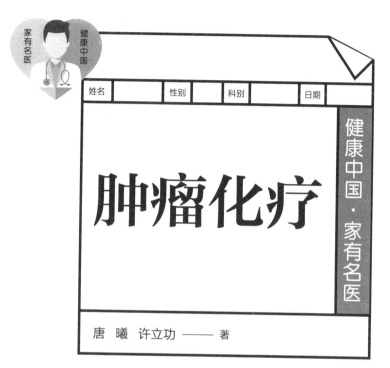

家有名医　健康中国

| 姓名 | | 性别 | | 科别 | | 日期 | |

肿瘤化疗

健康中国·家有名医

唐　曦　许立功 —— 著

上海科学技术文献出版社

Shanghai Scientific and Technological Literature Press

图书在版编目（CIP）数据

肿瘤化疗 / 唐曦，许立功著 . —上海：上海科学技术文献出版社，2020
　（健康中国·家有名医丛书）
　ISBN 978-7-5439-8114-0

　Ⅰ . ①肿…　Ⅱ . ①唐…②许…　Ⅲ . ①肿瘤—药物疗法—普及读物　Ⅳ . ① R730.53-49

　中国版本图书馆 CIP 数据核字 (2020) 第 053969 号

策划编辑：张　树
责任编辑：徐　静
封面设计：樱　桃

肿瘤化疗
ZHONGLIU HUALIAO
唐　曦　许立功　著
出版发行：上海科学技术文献出版社
地　　址：上海市长乐路 746 号
邮政编码：200040
经　　销：全国新华书店
印　　刷：常熟市人民印刷有限公司
开　　本：650×900　1/16
印　　张：9.25
字　　数：95 000
版　　次：2020 年 7 月第 1 版　2020 年 7 月第 1 次印刷
书　　号：ISBN 978-7-5439-8114-0
定　　价：30.00 元
http://www.sstlp.com

"健康中国·家有名医"丛书总主编简介

王 韬

同济大学附属东方医院主任医师、教授、博士生导师，兼任上海交通大学媒体与传播学院健康与医学传播研究中心主任。创立了"达医晓护"医学传播智库和"智慧医典"健康教育大数据平台；提出了"医学传播学"的学科构想并成立"中国医学传播学教学联盟"。任中国科普作家协会医学科普创作专委会主任委员、应急安全与减灾科普专委会常务副主任委员、中华预防医学会灾难预防医学分会秘书长。全国创新争先奖、国家科技进步奖二等奖、上海市科技进步奖一等奖、中国科协"十大科学传播人物"获得者。"新冠"疫情期间担任赴武汉国家紧急医学救援队（上海）副领队。

李校堃

微生物与生物技术药学专家，中国工程院院士，教授、博士生导师，温州医科大学党委副书记、校长、药学学科带头人，基因工程药物国家工程研究中心首席专家。于1992年毕业于白求恩医科大学，1996年获中山医科大学医学博士学位。2005年入选教育部新世纪优秀人才，2008年受聘为教育部"长江学者奖励计划"特聘教授，2014年入选"万人计划"第一批教学名师。长期致力于以成纤维细胞生长因子为代表的基因工程蛋白药物的基础研究、工程技术和新药研发、临床应用及转化医学研究，在国际上首次将成纤维细胞生长因子开发为临床药物。先后获得国家技术发明奖二等奖、国家科技进步奖二等奖等，发表论文200余篇。

"健康中国·家有名医"丛书编委会

丛书总主编：

王　韬　　中国科普作家协会医学科普创作专委会主任委员
　　　　　　主任医师、教授

李校堃　　温州医科大学校长、中国工程院院士

丛书副总主编：

方秉华　　上海申康医院发展中心党委副书记、主任医师、教授

唐　芹　　中华医学会科学技术普及部、研究员

丛书编委：

马　骏　　上海市同仁医院院长、主任医师

卢　炜　　浙江传媒学院电视艺术学院常务副院长、副书记

冯　辉　　上海中医药大学附属光华医院副院长、主任医师

孙　烽　　中国科普作家协会医学科普创作专委会秘书长、副教授

李本乾　　上海交通大学媒体与传播学院院长、教育部"长江学者"
　　　　　　特聘教授

李江英　　上海市红十字会副会长

李　红　　福建省立医院党委副书记、主任护师、二级教授

李春波　　上海交通大学医学院附属精神卫生中心副院长
　　　　　　上海交通大学心理与行为科学研究院副院长、主任医师

李映兰　　中南大学湘雅护理学院副院长、主任护师

杨海健　　黄浦区卫健委副主任、副主任医师

吴晓东　　上海市卫生人才交流服务中心主任

汪　妍　　上海电力医院副院长、主任医师

汪　胜　　杭州师范大学医学院副院长、副教授

宋国明　　上海市第一人民医院党委副书记、纪委书记、副研究员

张春芳　　上海市浦东新区医疗急救中心副主任

张雯静　　上海市中医医院党委副书记、主任医师

林炜栋　　上海交通大学护理学院副院长（主持工作）、主任医师

罗　力　　复旦大学公共卫生学院党委书记、教授

周行涛　　复旦大学附属眼耳鼻喉科医院院长、主任医师、教授

赵燕萍　　复旦大学附属闵行医院（上海市闵行区中心医院）党委书记、主任医师

唐　琼　　上海市计划生育协会驻会副会长

陶敏芳　　上海市第六人民医院副院长、主任医师、教授

桑　红　　长春市第六医院院长兼党委书记、主任医师、教授

盛旭俊　　海南省澄迈县人民医院执行院长、副主任医师
　　　　　上海交通大学医学院附属新华医院医务部副主任

韩　静　　同济大学附属东方医院应急管理办公室副主任、副教授

颜　萍　　新疆医科大学护理学院院长、主任护师

薄禄龙　　海军军医大学长海医院麻醉学部主任助理、副主任医师
　　　　　副教授

总　　序

　　健康是人生最宝贵的财富,然而疾病却是绕不开的话题。2020 年中国人民共同经历了一场战"疫",本应美如画卷的春天,被一场突如其来的疫情打破。这让更多人认识到健康的重要性,也激发了全社会健康意识的觉醒。

　　现代社会快节奏和高强度的生活方式,使我们常常处于亚健康状态。美食诱惑、运动不足、嗜好烟酒,往往导致肥胖,诱发高血压、高血脂、高血糖、高尿酸乃至冠心病、脑卒中,甚至损伤肺功能,造成肾功能衰退,而久病卧床又会造成肺炎、压疮、下肢血管栓塞等衍生疾病……凡此种种,严重影响人们的健康生活。

　　"经济要发展,健康要上去"是每个老百姓的追求,健康是人们最具普遍意义的美好生活需要。鉴于此,上海科学技术文献出版社策划出版了"健康中国·家有名医"丛书。丛书作者多为上海各三甲医院临床一线专科医生,遴选临床常见病、多发病,为广大读者提供一套随时可以查阅的医学科普读物。

　　如今,在国内抗"疫"获得阶段性胜利的情况下,全国各地逐渐复工复产,医务人员和出版人也在用自己的实际行动响应政府号召。上海科学技术文献出版社精心打造的这套丛书,为全社会健康保驾护航,让大众在疫情后期更加关注基础疾病的治疗,提高机体免疫力,在这场战"疫"取得全面胜利的道路上多占

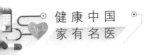

得一些先机,也希望人们可以早日恢复健康生活。

　　本丛书秉承上海科学技术文献出版社曾经出版的"挂号费"丛书理念,作为医学科普读物,为广大读者详细介绍了各类常见疾病发病情况,疾病的预防、治疗,生活中的饮食、调养,疾病之间的关系,治疗的误区,患者的日常注意事项等。其内容新颖、系统、实用,适合患者、患者家属及广大群众阅读,对医生临床实践也具有一定的参考价值。本丛书版式活泼大气、文字舒展,采用一问一答的形式,逻辑严密、条理清晰,方便阅读,也便于读者理解;行文深入浅出,对晦涩难懂的术语采用通俗表达,降低阅读门槛,方便读者获取有效信息,是可以反复阅读、随时查询的家庭读物,宛若一位指掌可取的"家庭医生"。

　　本丛书的创作团队,既是抗"疫"的战士,也是健康生活的大使。作为国家紧急医学救援队的一员,从武汉方舱医院返回上海的第一时间能够看到丛书及时出版,我甚是欣慰。衷心盼望丛书可以让大众更了解疾病、更重视健康、更懂得未病先防,为健康中国事业添砖加瓦。

王　韬

中国科普作家协会医学科普创作专委会主任委员

赴武汉国家紧急医学救援队(上海)副领队

2020 年 4 月 3 日于上海

前　　言

人生沧桑,疾病无情,许立功教授罹患胰腺癌后,以一个癌症斗士的姿态与病魔进行了顽强的抗争。终因病情恶化,于2016年仲夏不幸与世长辞。

许教授于1965年从北京医学院毕业,自20世纪70年代起从事恶性肿瘤的临床治疗工作已逾40年。他博览群书,刻苦钻研,善于根据病情因人制宜地制定出个体化的精准治疗方案与康复计划,注重于调动各种有利因素,使患者建立起战胜肿瘤的信心,提高自身的免疫能力,增强了药物治疗的效果。经过他的治疗,许多晚期肿瘤患者有效地延长了生存期并获得较高的生活质量。

为了普及肿瘤防治的科学知识,使患者及家属进一步增进对治疗过程的了解,与临床医生齐心协力,共同战胜肿瘤疾病,许立功教授与华东医院肿瘤科唐曦主任共同撰写了这本关于肿瘤防治的科普书籍,此书的编写得到了华东医院前院长俞卓伟的大力支持。纵览全书,内容丰富,深入浅出,结合肿瘤防治的实践,精辟地提出了独到的科学论点,既能解除肿瘤患者的心理困扰,也可为医务工作者带来国内外肿瘤防治方面前沿技术的有关信息。

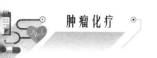

作为一个长期从事肿瘤内科治疗的临床医生,我相信此书会对恶性肿瘤的防治有所裨益,欣然提笔作序。

孙曾一

2019 年 10 月

目　录

肿瘤是一类怎样的疾病

    "肿瘤"这个名词对大家来说,越来越熟悉。一般将肿瘤分为良性和恶性两大类。我们常说的肿瘤多是指"恶性肿瘤"。2015年2月3日世界卫生组织发表了《全球癌症报告2014》。报告中提到,2012年全世界新增癌症病例1 409万人,中国新增病例为306.5万人,占全世界总数的21.8%。全世界因癌症死亡820.1万人,中国因癌症死亡220.6万人,占全世界总数的26.9%。

    恶性肿瘤就是指"癌"吗?其实"癌"只是恶性肿瘤的一种,还有一部分我们称其为"瘤"。我们把生长在胃、肠等部位的大部分恶性肿瘤称为癌,因为这些肿瘤起源于上皮细胞。然而,淋巴瘤或软组织肉瘤起源于间叶组织,这类恶性肿瘤称为"瘤"或"肉瘤"。

    恶性肿瘤是机体在致癌因素作用下,局部组织的某个细胞在基因水平上失去对其生长的正常调控,导致其克隆性异常增生而形成的病变。在西方,Cancer(癌)来源于拉丁文Crab(蟹),取其形似蟹,张牙舞爪,向外周扩散且浸润生长难以除净。因此这个词很好地诠释了肿瘤的特性:异常细胞的失控生长,并由原

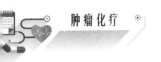

发部位向其他部位播散,这种播散如无法控制,将侵犯要害器官和引起衰竭,最后导致死亡。

肿瘤组织无论在细胞形态和组织结构上,都与其发源的正常组织有不同程度的差异,这种差异称为异型性。异型性是肿瘤异常分化在形态上的表现。异型性小,说明分化程度高;异型性大,说明分化程度低。区别这种异型性的大小是诊断肿瘤,确定其良、恶性的主要组织学依据。良性肿瘤细胞的异型性不明显,一般与其来源组织相似。恶性肿瘤常具有明显的异型性。

恶性肿瘤近年来发病率越来越高,同时随着科学技术的发展,恶性肿瘤的治疗方法和药物也是日新月异。早期发现、早期治疗才有可能使癌症治愈。

什么是肿瘤化疗

化疗是化学药物治疗的简称,是利用化学药物阻止肿瘤细胞的增殖、浸润、转移,直至最终杀灭肿瘤细胞的一种治疗方式。化疗和手术、放疗一起,并称为癌症的三大治疗手段。

第一次世界大战时人们发现芥子气可以杀死一般的白细胞,就此以为芥子气也可以杀死导致白血病的变异白细胞,于是启用芥子气作为杀死变异白细胞及其他癌细胞的"良药"。药物进入血流经人体到达大多数组织。杀灭一些特定的细胞,尤其是快速增殖的细胞。肿瘤细胞受化疗药物影响较大,但人体一些正常细胞也会受到不同程度的损伤。一般来说,化疗对正常人体组织的影响是暂时的,由于存在修复和愈合的正常过程,停药后可快速恢复。肿瘤细胞的恢复相对缓慢,而且比正常细胞更困难。在下一次化疗开始时,人体正常细胞已恢复而肿瘤细胞还没有恢复,因而更多的肿瘤细胞经进一步治疗被杀灭。因此,在接受化疗药物的时候,一方面希望能够达到最佳的抗肿瘤作用,另一方面也要注意预防和识别化疗药物的不良反应。

目前临床上常用的抗肿瘤化疗药物有几十种之多,近年来新药还在不断地研发。但欲取得好的疗效,还必须有合理的治疗方案,包括用药时机、药物的选择与配伍、给药的先后次序、剂量、疗程及间隔时间等。通常联合化疗方案的组成要考虑以下原则:

(1)使用不同作用机制的药物,以便发挥协同作用;

(2)药物不应有相似的毒性,以免毒性相加,患者不能耐受;

(3)单一用药有效。

化疗可以分为全身化疗和特殊途径化疗。全身化疗包括静脉化疗和口服化疗。全身化疗是平时在临床上最常用的化疗方法。特殊途径化疗包括了腔内化疗、椎管内化疗和介入化疗。腔内治疗主要指把化疗药物注入癌性胸腔内、腹腔内及心包腔内的积液,以达到控制恶性积液的目的。椎管内化疗通常采用腰椎穿刺鞘内给药,以便脑脊液内有较高的化疗药物浓度,从而达到治疗目的。白血病及淋巴瘤可以侵犯中枢神经系统,尤其是脑膜最容易受侵。椎管内注射化疗药物可应用于治疗或者预防脑膜转移。介入化疗也就是动脉插管化疗,例如肝动脉插管治疗原发性肝癌或肝转移癌。

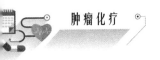

化疗是把"双刃剑",给肿瘤患者带来了生命的希望,也带来了一定的治疗痛苦,但是目前仍然是恶性肿瘤治疗的三大主要手段之一。

患了肿瘤应当怎样就医

当下,虽说肿瘤已是常见病、多发病,但其实得了肿瘤,一时手足无措,没了主意的还真不少见。

第一个遇上的问题是上什么医院去看病?答案既简单又肯定,那还用说,上肿瘤医院,找肿瘤专科大夫看。但万一患肿瘤的是亲人就为难了。那不要吓着人家,尤其当患者是长辈的时候。肿瘤医院的牌子大,压得死人哪!倘若最后查下来还不是肿瘤,往后还说不定会有疙瘩呢!不吉利!但要是从实事求是来看,首先还是应该选择规范的肿瘤专科医院或者资质好的综合医院相关肿瘤科室。

恶性肿瘤涵盖了百余种不同的肿瘤病,涉及的肿瘤诊断和治疗的相关科室面极广。要求配置的仪器装备,种类繁多、价格高昂,并非一般医疗单位所能承受。另一方面,肿瘤是一大类疾病,各有各的名堂和讲究。熟悉它们,能胸有成竹地处治它们的人才并不多。一般的医院,藏龙卧虎,专家不少,但要连台出演"群英会"就难了。尤其是目前日趋盛行的 MDT(后详),对疑难或个性化突出的病例时不时来上个数科大牌三堂会"审",那可真的力不从心,勉为其难了。再说,近些年来,肿瘤学方面的进展可谓是日新月异,瞬息有变。从诊断到治疗年年有变化,时时有改进。就是看指南,一年改几版也时而有之。有时,令紧追不舍的专科大夫,也常感觉昨是今非。要是身为普通医疗单位的非肿瘤专业医师,更会有望尘莫及的感受。因而,患了肿瘤,要想诊断准确无误,治疗及时得当,还真得去肿瘤医院或找肿瘤专科大夫。

看肿瘤有没有"绿色通道"

在因肿瘤就医,找对了医院之后,要顺顺当当地走"绿色通道"还得掌握好以下几个方面。

首先,带齐带好有关资料,与肿瘤就诊已有的相关病情资料要全部带上,包括做过的检查和结果、曾进行的手术记录和病理诊断报告、反映曾经住院经过的出院小结、特殊治疗的相关记录(化疗、放疗或其他治疗)、化疗方案、治疗效果及不良反应的记录以及其他共患疾病的资料。带齐带好资料有利于迅速合理启动诊治过程,避免不必要的重复检查,既省钱、又省事。有的时候,只见家属带了一大沓影像学片子,却说不清之前的看病治病过程,急得满头是汗,搞得接诊的医师一头雾水,爱莫能助。

其次,最好患者本人来看医生。医生面见患者,察言观色,对患者的全身状况会有一个初步的判断,对患者进一步承受相关治疗的可能性有一个预估。倘若诊断缺少线索,有时说不定还能找出可有所发现的地方。

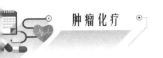
再有便是有话好好说,仔细听。在就诊前尽可能克服紧张不安的心理,控制好自己的情绪。向医生介绍病情经过要基本上按时间顺序并突出重点。相关的影像学资料可有序插入。有的患者或家属,文化基础比较好的,甚至可事先在纸上演示。在医生发问时,要有耐心,等问完再说,不要插入抢答,以致医生的思绪被打乱。有时,有的患者或家属已是多方求医后再来征询医生的,倒也不妨一一道明,不必遮遮掩掩。近年来,越来越多的肿瘤已经趋于"天下英雄,所见略同"。相去甚远的判断或意见反而值得慎重考虑。

还有一点应当提及,要选对就诊医生。一般而言,初诊时完全可以先看普通门诊,既不挤,又不等。负责的专科医生大多已驾轻就熟了。等到初况已明,病情尚属简单的,可进一步求助于MDT专家,完成诊治。如属病情复杂,有难点有深度的,可再预约专家门诊,或收入病房,再由资深专家教授查房会诊。有的病员,匆匆而至,急急忙忙要找诊资最贵、挂号最难的专家求诊,千难万难挂上一个号,材料未带全,检查也不够,补齐后再诊治,还是未走进"绿色通道"。

肿瘤化疗前为什么最好有病理学或细胞学的证实

肿瘤常常被认为会在体表或体内表现为肿块,但并非有瘤必有肿块。如俗称的"血癌",也即白血病,其恶性增生发生于骨髓或血液内,而并不形成肉眼可见的肿块。反过来,也可以有肿块并非瘤,如炎症、血肿、畸形以及代谢障碍等。

即便确定了肿块确是肿瘤之后,肿瘤还有良性肿瘤和恶性肿瘤之分。它们的细胞形态、生长方式、生长速度、是否转移以及对机体带来的影响等方面也明显不同,都需要由病理学检查来认定。

倘若已判定为恶性肿瘤,它还可以分成上百种类型,有的类型还可以再细分为不同的亚型。同一类型的不同亚型,它们的恶性特征并不一样,临床表现也可大相径庭,治疗效果也会相去甚远。最近的研究甚至发现有的分子分型之间,由于基因突变的表达不一,会导致药物治疗的反应迥然不同。

如上所述,在肿瘤患者开始化疗之前,应当有病理学或细胞学的证实。

肿块活检是否会促使癌症转移

在肿瘤科就诊的患者中,不少人会面对这一难题。肿块已有,证据没有;不取活检,难以分良恶。其后的一切均悬而难决。如取活检,恶性组织细胞类型一目了然。但当事患者和家属,难免五味杂陈。这活检过程,动刀动针,割肉见血。对明确诊断来说,确实干净利索,但会不会促使肿瘤细胞借机脱逃,转移他方呢? 忐忑之心,难以言说。

当下,临床上较常用的肿瘤活检大体上有四种方法,即吸取、切取、钳取和切除。

吸取活检应用最广，方便可行。吸取活检有细针吸取细胞学检查(FNAC)和芯针穿刺组织学检查两种。FNAC应用已久，所用细针外径0.6～0.9毫米，对组织损伤微不足道。近年在影像诊断设备引导下实施，除一般用于体表肿块和手术直视下进行外，还可经皮肤进入胸腹腔穿刺，正确率都很高，患者有顾虑之处主要是，穿刺时癌细胞会不会借针的进出，夹带癌细胞导致后患。有人曾对针吸细针表面作了涂片观察，也曾找到过癌细胞。犹如"拔出萝卜带出泥"，这是事实。但更为重要的事实是，数十年来，世界各地细针吸取活检，已查的病例数不是成千上万，而是已累积到数十万以上的数字。在医学文献中从未曾有过明确，由于细针穿刺而导致癌细胞经针道种植转移的报告。作为推理，有可能的是，微量细胞随针进出的可能并非绝无仅有，但更多的是借助针吸活检，恶性肿瘤得以尽早获得证实，从而进行早期有效治疗，杀灭了外逸的肿瘤细胞，故未成为肿瘤病灶。

切除活检大多用于浅表的或较小的肿块，通过手术，将其完整切除，进行病理活检。钳取活检，则是多应用于体表或腔道黏膜的表浅肿瘤，如皮肤、口唇、鼻咽、宫颈等部位及内镜检查时，使用钳子"咬"下一小块(似芝麻绿豆大小)送检。

如肿块体积较大，部位较深，在手术时不可能整块切除。此时，可对需要明确诊断的病灶，切取适当大小的一块组织，进行病理检查。

相对于针吸活检(尤其是细针检查)，其余三种活检标本相对大一些，有多少不一的周围细胞组织可见，能提供用于病理判断的信息量较多，甚至还可送检作进一步的分析检查，因而对临床上的帮助较大。

总而言之,对这一问题总体上应遵循早期诊断、早期治疗的原则,尽早明确病理诊断,及时启动积极合理的有针对性的治疗,使疗效最大化。疑而不决,徘徊不前,讳疾忌医,贻误时机是不足取的。

什么是免疫组化检查 ⊃——

"免疫组化"这个名词对于患者来说非常陌生,而且较难理解,但是对于肿瘤科医生来说非常重要。免疫组化全称"免疫组织化学技术",是一种重要的检测方法,能帮助病理科医生做出诊断,并且是肿瘤科医生制订治疗方案的重要依据。免疫组化检测由病理科医生完成,是病理科医生工作的重要组成部分。

免疫组化简单来说,就是应用免疫学基本原理——抗原和抗体特异性结合,通过化学反应使标记抗体的显色剂显色来确定组织细胞内抗原,对其进行定位、定性和定量的研究。病理科医生用活检组织或者细胞都能进行免疫组化检测。免疫组化需要有严格的实验设计,标准的实验操作和专业化的结果分析,才能得出正确的结论。近年来,随着免疫组化技术的发展和各种特异性抗体的出现,其临床应用越来越广泛。免疫组化能帮助医生解决以下几个问题。

(1) 恶性肿瘤的诊断与鉴别诊断,使许多疑难肿瘤的病理诊断得以明确。

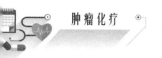
（2）确定转移性恶性肿瘤的原发部位。

（3）对某些肿瘤进行进一步病理分型，例如分析乳腺癌亚型。

（4）发现微小转移灶，例如手术范围的确定。

（5）为肿瘤科医生提供治疗方案的选择，例如 CD20 阳性 B 细胞淋巴瘤可选用利妥昔单抗治疗。

想要解决以上几个问题，可能需要采用免疫组化技术检测数个抗原，甚至几十个抗原。因此，这种检测技术是既耗时又耗力的检测方法，不仅要通过仪器操作，还需要有丰富经验的病理科医生分析阅读结果，并综合做出判断。一般患者在组织细胞活检后，常常需要 7～10 天才能拿到最终的病理报告。当我们拿到一张病理报告时，看到除了结论以外，还会有一长串的英文字母和数字标记，这就是免疫组化报告。也许患者和家属并不能看明白这些字母和数字，但正是通过这些，才能明确诊断，为治疗提供依据。近年来，随着基因检测技术发展，很多病理诊断已引进了基因检测技术。但是，免疫组化技术仍然是临床上诊断恶性肿瘤最常用的方法，由于其技术成熟，可以多个抗原抗体同时检测，价格便宜，因此在恶性肿瘤诊断方面仍然占据着重要地位。

为何有时已有有关医院的病理报告还需到专科医院再做病理会诊

在肿瘤患者辗转就医的过程中，由于所患肿瘤的复杂性或稀见性,往往在转诊过程中被相关医院接诊的主治医师要求进一步到外院进行病理会诊。有时患者和家属会想,真有必要吗?

近一二十年来,肿瘤学科的发展日甚一日,肿瘤病理学研究更是广深并进,对肿瘤病理诊断的仪器设备要求很高,更新更快。对于一般的综合性医院来说,往往难以做到齐全,致使病理诊断水平的提高和推进力不从心。

其次,从历史的情况来看,不少医院的病理科起步较晚,人员少,高级病理医师更少。专业人员完成日常病理诊断任务已经超负荷工作,再要在业务上不断提高更属不易。

近年来,强调肿瘤病理在诊断和治疗中的重要性日益凸显。恶性肿瘤就诊求治的患者明显增多。恶性肿瘤共包括上百种疾病,如再考虑进一步分型则更不计其数。除了少数医院拥有资质高深、经验丰富和人员众多的专家团队能担当疑难杂症的最后定夺之外,有一定难度的肿瘤病例的病理诊断需到高层次的专科医院再作病理会诊也就不难理解了。

肿瘤治疗后复发,为什么要再做病理检查

患肿瘤的患者在增多,肿瘤治疗的效果在提高。这种动态平衡的结果,必然会反映在一部分患者身上。一些患者原先患过癌症,治疗后被告知大体上已无大碍。但是过了一段时间,又出现了"病灶"或"异象",在继续就医之后,被告知需要再彻底检查,再要重做病理检查,究竟值得还是不值得?

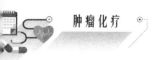

第一次的肿瘤已治"好"多年,会不会是老毛病作怪呢? 这并非完全不可能。恶性肿瘤的本性之一就是会复发和转移,有的肿瘤有可能在长期潜隐之后重新出山。医患双方都不能不防。一般而论,从治好到再病之间间隔的时间较长,说明机体的内控能力还比较强,再治的效果也可能比较好。因此再查再治势在必行。那么,原来的病理结果还能不能挪到今天再用呢? 有两种可能性,一部分患者前后一致,只需在治疗选择上下功夫就行。但还有一部分患者就不一样了,在病理复查中发现有变有不变,比如肿瘤病名没有变,但是亚型变了,或者肿瘤细胞的深层次的特点已经改变,进一步治疗需要做出调整。从肿瘤内科治疗的角度来说,现在不少药物价格不菲,不良反应也多少有一点,如果不能做到对症下药,难免差之毫厘,失之千里。

还有一种情况较少见,不是旧病复发,而是老病已愈,又有新病,得了第二个原发的恶性肿瘤。这类患者近年来并不鲜见,需要再做病理才能确诊。即便如此,也不必多虑。临床经验告诉我们,会生第二个肿瘤的人,治疗效果总体上也并不差,因此,再做病理检查是明智之举。

从病理检查报告中的肿瘤细胞分级能了解什么

肿瘤组织来自正常组织,但在细胞形态、组织结构、代谢生长过程上都有程度不等的差异。通常,肿瘤细胞与正常细胞相比,大小和形状常不一致,内部结构异常,排列也相对紊乱。这种差异的大小反映了肿瘤细胞的分化水平,提示恶性肿瘤的恶性程度。为了方便观察和研究,在病理学上进行了分档,对成熟程度较高,与正常组织相似而接近的认为高分化(分化好),称之为高分化;反之,成熟程度差,与正常组织相差很大的,判定为分化程度低(分化差),称之为低分化。

于是,通过以肿瘤细胞分化程度高低为评估依据,从病理上将恶性肿瘤组织的恶性程度分为三级,Ⅰ级为分化较好,评为高分化;Ⅱ级为分化较差,为低分化;Ⅲ级分化最差,定为未分化癌。

这样的分级从病理组织学上给临床选择治疗和了解预后提供了一种参考。一般来说,分化高的肿瘤,转移相对少,预后比较好。分化差的,恶性程度高,预后差,但往往对放疗、化疗比较敏感。不过有时还存在其他影响因素,因此并不绝对。

B超、CT、MRI 和 PET-CT 检查各有什么特点

B超、CT、MRI 对于大部分人来说都不陌生,而且二级以上的医院基本上都已经配备这些大型检查设备。只有 PET-CT 是近年来才开始应用于临床的,由于设备昂贵,检查费用高,只有部分三级医院才配置。患者常常会问:什么时候做 CT？磁共振是否可以代替 CT？B 超没有射线,是否可以仅做 B 超？PET-CT 是新技术而且价格贵,做了这个检查就可以都查清楚了,其他就不用做了吗？……面对这些问题,患者和家属确实容易迷

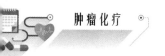
茫。因此,就这些检查的特点和适用于哪些情况大略做一下简要介绍。

B超检查是我们最常用的检查手段之一。B超是利用超声波产生回声的原理来检查的。超声波能向一定方向传播,如果碰到障碍就会产生回声,人们通过仪器将这种回声收集并显示在屏幕上,可以用来了解物体的内部结构以辅助诊断。B超提供的是二维的超声信息,构成平面图形,反映了人体结构。随着彩色—多普勒超声技术的产生,出现了彩超,即在黑白B超的基础上加上彩色多普勒。彩超同时又提供了血流方向的丰富信息,实际应用上受到了广泛的重视和欢迎。尤其是心脏彩超目前在临床上广为应用。B超检查的使用范围较广,对于淋巴结、甲状腺、乳腺、肝胆系统、膀胱和卵巢等的检查都较为适合。而且B超定位下的淋巴结、肝脏和前列腺穿刺都是肿瘤诊断中非常常用而且相当重要的手段。但是B超检查的准确性与检查医师个人技术以及B超仪器本身有很大关系。而且B超对于检查部位的扇形切面定位有一定程度的随意性,因此B超前后两次检查的可比较性差。

CT检查几乎是所有肿瘤患者必须要做的检查之一。CT实际上又称为X线计算机断层扫描,是用X线束对人体某部位进行断层扫描,获得人体被检查部位的断面或立体图像。CT可以提供人体检查部位的完整三维信息,可使器官和结构清楚呈现,彰显病变。CT在肿瘤诊断和疗效评估方面非常重要。做CT检查时,为了增强对比度,可以给患者注射碘造影剂,从而使肿块病灶显示更为清晰,有利于更准确地评估病情。

与 CT 不同,磁共振最大的优点是对人体不产生电离辐射损伤。相比 CT 的断层扫描,磁共振能获得多方位的原生三维断面成像。对于大脑、骨、关节、脊髓、盆腔脏器、前列腺、膀胱、子宫和卵巢病变等显像有优势。磁共振采用和 X 线完全不同的成像原理,对软组织的分辨率远比 CT 和 X 线为强,用来观察神经、脊髓等椎管内软组织,对于脑垂体和鼻咽部肿瘤有独特优势。

B 超在胆囊疾病的诊断上有高度准确性,特别是胆囊结石的检查,一般准确率在 95% 以上,而 CT 诊断符合率较低。CT 对肿瘤分辨率高于 B 超,对于 1~2 cm 的小肿块,CT 显示率为 88%,B 超是 48%;对于肾癌的诊断率,CT 准确率为 90%,B 超仅为 44%。CT 对显示肾癌肾盂癌相当准确,可确定肿瘤的大小、浸润的范围、邻近和远处淋巴结转移。由于胰腺的位置在腹膜后,B 超常因腹部积气而不能清楚显示。所以,CT 对肝癌、肝血管瘤、胰腺癌等的诊断更有优势。CT 对肾脏、肾上腺、膀胱和前列腺疾病的诊断优于超声,CT 不仅能显示肾盂、肾盏及膀胱内腔,还能显示肾实质和膀胱壁,可诊断肾上腺肿瘤等。胸部 CT 检查显示出的结构清晰度更加突出,对于胸部病变的检查的敏感性和显示病变的准确性均优于常规 X 线。胸部 CT 检查还有利于检出微小病变,显示病变特征,特别是对于早期肺癌的检查有明显优势。

PET-CT 是一种价格昂贵的高端医学影像诊断设备,它结合了正电子发射断层显像(PET)和 X 线断层扫描(CT)两种诊断方式,能同时提供解剖结构信息和生化指标,从而确定肿瘤及

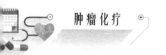
其他病灶的精确位置和 SUV 数值。因此 PET-CT 在恶性肿瘤诊断和评价治疗效果方面有一定优势。但是 PET-CT 并不能诊断所有类型的恶性肿瘤,当肿瘤细胞分化较好时,或者对于胃癌中的印戒细胞癌,PET-CT 并不一定能明确鉴别诊断。

无论 B 超、CT、磁共振或是 PET-CT,它们的工作原理各有不同,每项检查都各有其优势,不能互相取代。有时在做 PET-CT 检查时,医生还会要求患者进一步进行 CT、MRI 甚至 B 超检查。医生可能需要通过综合考虑 B 超、CT、MRI 或 PET-CT 的检查结果,才能得出相应结论。选择合理、正确的检查方法,不浪费检查费用是医生和患者共同的意愿。医生和患者需要理解和沟通,在和谐的前提下合理安排。

MRI 检查通常要注意些什么

磁共振成像,简称 MRI,是 20 世纪 80 年代才发展起来的影像诊断技术。由于它对人体的损害小,发展相当快,目前已经日趋成熟,被广泛用于临床疾病的诊断,对有些病变成为必不可少的检查方法。这种方法基于人体和外部磁场之间的交互作用。和 CT 不同的是,MRI 不采用 X 线,而是使用静态的、慢速变化和快速变化的磁场。由于 MRI 是以磁场为基本原理进行工作,因此我们在做检查前和检查时有一些需要注意的相关问题,举例如下:

(1)可能会被 MRI 设备中使用的强大磁场影响或吸引的金

属东西、磁性物品及电子器件,都必须要在检查前取下,如金属手表、发卡、电话、眼镜、珠宝首饰、胸罩、义齿、义眼、纽扣、皮带、植入耳蜗及其他听觉设备和信用卡等。佩戴助听器或装有心脏起搏器的患者不宜做 MRI 检查。

(2)做盆腔部位检查时,需要膀胱充盈,检查前不得解小便。有金属节育环者须取出后才能进行。

(3)体内有弹片残留者,一般不能做 MRI。

(4)手术后体内留有金属银夹的患者,是否能做 MRI 检查要由医生慎重决定。

(5)胸腹部检查时,要保持呼吸平稳,切忌检查期间咳嗽或进行吞咽动作,以免影响检查图像质量。

(6)进行某些部位检查时,为有利于做出明确诊断,会建议患者注射造影剂进行增强 MRI 检查。因此,检查前需要了解患者以前有无药物过敏史。

(7)检查时要带上已做过的其他检查报告,如 B 超、X 线、CT 的报告,以便 MRI 医生根据病情给出确切的报告。

只有在做 MRI 检查时注意了以上几个问题,才能顺利、安全和高效率地完成检查,为医生提供清晰的图像,对病情做出正确的判断。

做 PET-CT 检查有什么注意事项

PET-CT 作为一种非常昂贵的的高端医学影像诊断设备,

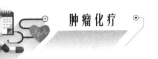

它结合了正电子发射断层显像(PET)和 X 线断层扫描(CT)两种诊断方式,能同时提供解剖结构信息和生化指标,从而有助于确定肿瘤及其他病灶的精确位置。

PET-CT 检查使用的显影剂一般为放射性核素氟-18(^{18} F-FDG),一般情况下受检者所注射的放射性显影剂的剂量不会超过 10 mCi。由于氟-18(^{18} F-FDG)与葡萄糖相结合,因此患者血糖的高低会影响检查结果的准确性。接受检查的患者应该在检查前一天禁酒、禁剧烈运动或者长时间运动,清淡饮食,避免进食高糖类饮食。检查当天,患者需要空腹,一般至少禁食 6 小时。检查前不可静脉输注葡萄糖溶液;部分患者,尤其是糖尿病患者需要做血糖浓度测定,有些糖尿病患者需要使用胰岛素控制血糖在正常范围以内。PET-CT 检查需要受检者处于相对安静的状态,对于患有多动症的小孩、情绪不稳定或急性持续痉挛者,在没有得到妥当安排时则不宜做 PET-CT 检查。

PET-CT 检查并不能检查出所有肿瘤,例如对于诊断食管、胃、肠部位的病变是盲区,因此不能代替胃镜和肠镜检查。

PET-CT 检查不仅可以作为明确肿瘤诊断的有效手段之一,而且在评价手术、化疗和放疗疗效,寻找是否有残留肿瘤病灶也非常有价值。但是,患者化疗或放疗结束后,能不能马上进行 PET-CT 检查呢?化疗或放疗结束后的短时间内可能对 PET-CT 结果会有影响。目前还没有研究明确提示,PET-CT 与化放疗之间间隔多久才能消除治疗带来的影响。一般临床上建议患者,化疗结束后至少 2~6 周,放疗结束后 2~3 个月做 PET-CT 较好进行。

PET-CT 检查后需要注意:①尽量多喝水,以利于^{18} F-FDG

的代谢而排出体外。一般 2～3 小时后,可以将残留显像剂通过尿液全部排除干净;②刚做完 PET-CT 检查的人,作为潜在的放射源,在短时间内应避免与孕妇和儿童有过多接触。这个时间段一般是指是检查后 6 小时以内。

PET-CT 是一种新颖的检查手段,目前在临床上应用日趋广泛,尤其在肿瘤诊断、疗效评价等方面已显示了它的独特优点。虽然 PET-CT 有其特点和优势,但是这并不适合用来做健康体检。

为什么肿瘤患者在化疗前要评估一般状况

肿瘤分期大致概括了肿瘤大小以及扩散情况,使我们对病情进展到什么程度已略有知晓,对患者的预后及治疗效果可有所预计。但是在临床实践中,尽管肿瘤病理类型和病期相同,在治疗后的获益却并不一致。经过探索后肿瘤学者卡诺夫斯基提出了一套专门用于评估肿瘤患者一般状况的标准,简称为 KPS 或 PS(卡诺夫斯基行为状态评分法)。这一评分法依据能否正常活动的程度、病情、生活自理的能力将患者的健康状况设置 100 分为总分,再将每 10 分作为一个等级,逐一将患者定级。评分等级高,说明健康总体情况好,越能克服治疗可能产生的不良影响,可能承受的治疗越彻底,总体疗效往往更好。如总体健康情况欠佳,总分尚不及 60 分,将无力胜任有效治疗,预后不够理想。也正因为如此,在要求治疗方案时,只看病史资料,未见患者本人,并不妥当。

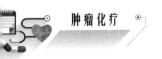
肿瘤化疗有哪几种

化疗是化学药物治疗的简称,它涵盖一般化疗和肿瘤化疗两个部分。一般化疗实际上是指非肿瘤化疗药物治疗。

肿瘤化疗是用抗肿瘤化疗药物来阻抑癌细胞的增殖、浸润、转移直至最终杀灭癌细胞的一种治疗方式,是一种全身性治疗手段。最初的肿瘤化疗,可用的药物少,用药的经验少,药理研究也不够充分,效果相对比较有限。仅限于控制肿瘤,减轻痛苦,缓解症状而已,只相当于姑息意义的水平。因而有了"姑息化疗"的名称。后来经过多年的努力,已渐渐向"根治性化疗"过渡。姑息化疗这一名词已渐趋少用,并且为了有别于狭义上的姑息治疗的理解。目前也有代之以挽救化疗和(或)维持治疗。在初治时也称初始化疗。

肿瘤化疗经过早期发展,疗效提高,不良反应可控,其作用受到肯定和认可。在此基础上,在 20 世纪 70 年代起发展形成了一种"辅助化疗"。辅助化疗是指恶性肿瘤已经过有效的局部治疗(手术或放疗)后所给予的化疗。其目的是在彻底进行局部治疗之后,可能有少数肿瘤细胞在此前已经外逃,形成了难以发现的亚临床微小转移灶。须赶尽杀绝,以防后患。这就是所谓的辅助化疗,过去也有人称它为"保驾化疗"。

继辅助化疗日趋成熟之后,面对部分局限性肿瘤就诊时已难以即时手术或放疗的尴尬局面。临床上又顺势而为推出了对局限性肿瘤在手术或放疗前给予化疗。相对于术后使用的辅助化疗,这种术前用的化疗称为"新辅助化疗"。通过术前使用有效化疗使局部肿瘤退缩,缩小手术或放疗范围,减少手术或放疗的损伤,并通过化疗清除或抑制可能存在的微小亚临床转移灶。

辅助化疗是怎样进行的

恶性肿瘤患者如果在早期和中期,往往多首先选择根治性手术治疗。在根治性手术治疗后,除了一部分原位癌或Ⅰ期的患者不需要手术后化疗以外,大部分恶性肿瘤患者都需要手术后施行辅助化疗。辅助化疗的目的是杀灭手术无法清除的亚临床微小病灶,减少复发,提高患者生存率。

很多患者非常关心的一个问题就是:手术后的辅助化疗究竟需要多少疗程呢? 每次化疗之间要隔多久呢? 其实,辅助化疗的疗程还是要根据不同的肿瘤类型、肿瘤分期和患者的身体情况决定的。大部分化疗都是以每 21 天为一个周期。这 21 天的时间包括了化疗用药的时间在内。有些肿瘤由于需要强化治疗,提高化疗的效果,也可以适当缩短化疗周期。在恶性淋巴瘤的治疗中,特别是恶性程度较高的弥漫大 B 细胞淋巴瘤,在部分年轻身体状况好的患者中,国内和国外医生也尝试了采用 14 天为一个周期的化疗。14 天为一个周期的化疗属于高强度高密度的治疗方案,在提高疗效的同时也可能伴随着毒性反应大等不

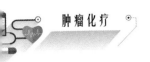

良后果。因此,这样的化疗方案需要后续加强支持治疗才能保证按时顺利完成。

总的来说,手术后的辅助化疗一般在半年左右内完成。接下来,我们就根据不同的肿瘤类型举例说明。首先,我们谈谈最常见的非小细胞肺癌。非小细胞肺癌常见的病理类型包括鳞癌、腺癌和大细胞癌。非小细胞肺癌的患者手术以后,一般是 Ⅱ 期以上的患者才需要化疗。根据现在的医学研究,这类患者需要接受 4～6 个疗程的化疗。胃癌是我国常见的消化道恶性肿瘤。一般只有 Ⅰ 期到 Ⅲ 期的患者才有手术机会。手术后的胃癌患者接受全身化疗是降低复发率的重要手段之一。胃癌患者一般是 21 天为一个疗程,总共需要 6～8 个疗程化疗。现在也有研究者提出,胃癌患者手术后 8 个疗程并不比六个疗程化疗的远期效果更好。因此,采取 6 个疗程的化疗也可以。结直肠癌的手术后标准化疗方案 folfox 总共 6 个疗程,每个疗程包括两次化疗,每次化疗周期为 14 天。因此,每个化疗疗程实际为 28 天。这个方案化疗密度比较高,因此部分患者往往到后期不能坚持完成整个疗程。乳腺癌的手术后辅助化疗也是手术后半年内完成。人表皮生长因子受体 2(Her-2)阳性的乳腺癌患者,建议手术后化疗与曲妥珠单抗联合应用,以提高疗效。这类患者的曲妥珠单抗需要用至一年。

总之,手术后辅助化疗是降低肿瘤复发的重要手段之一。辅助化疗的疗程和应用周期是要根据恶性肿瘤的类型、分期和身体状况来决定的。每个患者都是一个独特的个体,所以近年来,越来越开始提倡恶性肿瘤的个体化治疗这一理念。

新辅助化疗新在哪里

新辅助化疗是一个比较新的概念,近年来在肿瘤治疗领域越来越受到重视。新辅助化疗也称为手术或放疗前化疗,也就是指在恶性肿瘤进行局部手术或放疗前,把化疗作为第一步治疗,然后再进行局部治疗(手术或放疗)。

新辅助化疗是肿瘤治疗的新进展。1989 年 Skarin 等就提出了新辅助化疗的概念,报道了初步的临床治疗效果,认为某些癌症患者在手术之前,给予化疗可以提高治疗效果和改善预后。近年来,随着进一步的深入研究,新辅助化疗显示出良好的应用前景,已经成为多种恶性肿瘤多学科综合治疗中的重要组成部分。新辅助化疗被看作是肿瘤细胞减量治疗,也就是说通过手术前化疗减少肿瘤负荷,从而提高肿瘤手术的完全切除率,从而延长患者的生存时间。

对局部晚期的恶性肿瘤患者、直接进行根治性手术有一定难度的患者,医生可能会建议他先进行手术前化疗。局部晚期恶性肿瘤患者也就是指临床分期是 T3 或 T4 的患者或是局部有淋巴结浸润的患者,多属 TNM 分期为 Ⅲ 期以上的患者。

新辅助化疗的好处可以概括为以下几点:

(1) 如果手术前的化疗有效果,可以减轻恶性肿瘤相关的症状,同时也减轻了患者精神和心理上的不适反应。

(2) 需要采用新辅助化疗的患者往往属局部晚期恶性肿瘤

患者,因此通过化疗缩小原发病灶及转移的淋巴结,降低临床分期,为没有手术条件的患者创造根治性手术条件。

(3)通过新辅助化疗使肿瘤缩小,可使手术范围相对缩小,也有利于在手术中最大限度地保留正常组织。

(4)新辅助化疗使手术时肿瘤细胞活力降低,不容易通过血液播散,减少手术中转移可能,有利于手术后康复。

(5)一般Ⅲ期的患者手术前可能存在微小转移灶,这些转移灶可能是目前的 CT 或者是 PET-CT 无法检查出来的。新辅助化疗可以有效地消灭微小转移灶,减少手术后发生远处转移的可能性。

(6)新辅助化疗也可以提供体内肿瘤对化疗敏感性的信息,从而为术后辅助化疗方案的选择提供参考。

新辅助化疗虽然有很多优点,但是也有一定的局限性。不同的肿瘤专家对新辅助化疗持有不同的观点,存在一定争议。对于新辅助化疗在其理论、方法和规范方面仍然有很多问题需要研究和解决。由于手术前的化疗的影响,使手术后病理分期分型有所变化,对了解肿瘤特征的因素分析难度增加,甚至难以评估病情。手术切除的局部肿块在病理学上的缓解可能引致患者盲目乐观,让患者和医生忽视了潜在微转移灶的后续治疗。还有一小部分患者对新辅助化疗不敏感,对于这部分患者来说,新辅助化疗可能将延误局部治疗的时机和丧失手术机会。而且在进行新辅助化疗前,很难预见哪些患者可能是化疗没有效果的那类人群。迄今为止,无论国内还是国外都还没有确切的根据认为,局部晚期乳腺癌患者接受新辅助化疗比接受辅助化疗的远期生存时间更长。

因此,新辅助化疗为局部晚期患者的治疗带来了新的希望。但是并不是所有的晚期患者都适合这种治疗,这就需要在有经验的肿瘤科医师指导下进行新辅助化疗。

维持治疗是怎么一回事

晚期恶性肿瘤患者的维持治疗是近几年提出的概念。一部分恶性肿瘤患者丧失了手术机会,只能接受标准方案化疗。这些患者经过数个疗程化疗后取得了一定的疗效,然后该怎么办呢? 选择一,停止化疗,等到肿块再次增大或出现新病灶后再接受治疗;选择二,继续原来的标准方案治疗。但反复多次标准化疗方案治疗后,可能会因为化疗药物的毒副反应和患者身体状态每况愈下,不能坚持长期治疗。一种是被动等待,一种是积极面对。患者是否还有第三种选择呢? 因此,提出了"维持治疗"的概念。维持治疗作为一种新的治疗模式,在晚期肺癌和乳腺癌中应用比较多。对作为维持治疗的化疗药物有一定要求,最主要是低毒副反应、应用方便、容易接受、疗效确切。选作维持治疗的药物大多是原来化疗方案中的有效药物。

晚期非小细胞肺癌患者接受了四到六个疗程的化疗以后,经过全面检查,评定治疗为有效的患者可以进行维持治疗。治疗有效不仅指肿块缩小,也包括肿块大小无明显变化的患者。肺癌治疗往往是采用包含铂类药物的两个化疗药的方案。在维持治疗时,一般就选用另一个非铂类的药物。对作为维持治疗

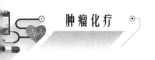
的化疗药物有一定要求,要其毒性反应低,患者容易接受,疗效有保证。在肺腺癌治疗中,培美曲塞或吉西他滨单独应用作为维持治疗都已经比较成熟。维持治疗的好处是可以尽可能地延缓肿瘤的发展,但是维持治疗毕竟是采用化疗药物,或多或少会有一定的毒性反应。但是,这个维持治疗究竟用多久,目前还没有明确时间定论。在肺癌维持治疗中,现在也有用分子靶向药物厄洛替尼口服的,但是其疗效还有待商榷。

晚期乳腺癌患者术后复发经化疗后有效,生存期相对较长,因此维持治疗也有一定价值。晚期乳腺癌患者治疗手段较多,既可以采用内分泌药物维持治疗,也可以采用单一化疗药物维持,例如口服的氟尿嘧啶类药物卡培他滨等。口服卡培他滨和内分泌治疗药物,毒性反应轻,易于使用,因此患者接受度也很好。

不言而喻,肿瘤维持治疗用的毕竟是有细胞毒性的化疗药物,因此并不是每一个晚期肿瘤患者都能接受维持治疗。如果患者的体力状况评分比较差,就不适合进行维持治疗。因而需要由肿瘤专业医生根据患者的个体情况,度身定制治疗方案。

晚期肿瘤的维持治疗是肿瘤治疗中的一种新的模式。维持治疗可以避免让治疗有效的患者被动"挨揍",而是以积极防御的方式,延缓肿瘤发展,让患者活得更长,活得更好。

胸腔或腹腔积液应如何治疗

恶性肿瘤患者在整个病程的不同阶段,有可能会出现胸腔或者腹腔积液，也就是俗称的"胸水"或"腹水"。胸水或腹水既可能是患者发病的首发症状，也可能是晚期时常见的并发症之一。但是并不是所有肿瘤患者的胸水或腹水都是由肿瘤本身引起的。一部分患者由于营养不良、低蛋白血症也会引起胸水或腹水。这种情况引起的胸水，常常是双侧胸腔积液。如果收取胸水进行检查，可以看到胸水的颜色是淡黄色、澄清透明，胸水的李凡他试验阴性。恶性肿瘤本身引起的胸腔积液（腹腔积液），称为恶性胸腔积液（腹腔积液）。低蛋白血症的患者可以通过输注白蛋白和利尿剂应用，从而减少胸腹水。因此，我们在治疗胸水或腹水时，先要找出它们的病因，才能对症下药，取得满意的效果。

所有的恶性肿瘤都有可能引起恶性胸腔（腹腔）积液。恶性胸腔积液可源于原发胸膜的恶性肿瘤、胸腔内肿瘤或其他部位肿瘤通过血道转移、淋巴道转移或直接播散转移，大约有75%是来源于肺癌、乳腺癌、卵巢癌及淋巴瘤，约7%找不到原发病灶。转移性腺癌为最常见的病理类型。大约有1/3的患者的胸水（腹水）中，可以找到肿瘤细胞。

恶性胸腹水的治疗方法主要包括穿刺放液、药物治疗和外科治疗。胸腔（腹腔）穿刺放液简单、快速、安全，但是对晚期肿瘤患者，穿刺放液能缓解胸闷气急、腹胀等症状的时间不长，大约72小时左右胸腹水又会明显增加。因此需要反复穿刺放液。胸腔（腹腔）置管闭式引流术是将引流管置入胸腹腔，外接引流袋引流积液。这种方法不仅可以引流放液，而且可以往胸腹腔内注入药物。药物治疗是目前治疗恶性胸腹腔积液最主要的方

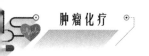

法,既可以是全身给药也可以是胸腹腔局部用药。胸腹腔注入的药物主要包括化疗药物、生物制剂和中药制剂等。这些药物对于恶性胸腹水的治疗都有一定效果,其中化疗药物的效果比较明显。并不是所有化疗药物都适合注射入胸腹腔,只有部分化疗药物才能注射入胸腹腔,例如顺铂、氟尿嘧啶和博莱霉素等。对乳腺癌和淋巴瘤等化疗较敏感的肿瘤所引起的恶性胸腹水,给予全身化疗,也可有效减少胸腹水。

目前胸腹水的治疗手段还是很有限,但是只要找到胸腹水的原因,针对原因给予适当的治疗,对于改善患者的症状还是很有帮助的。

膀胱癌术后为什么要进行膀胱灌注化疗

膀胱癌是泌尿系统中最常见的一种肿瘤,而且预后也最好,病理类型多为移行细胞癌。

膀胱癌好发于 50 岁以上的男性,女性很少发生,男女比例约为 5∶1。首发症状大多为间歇性、无痛性肉眼血尿,有时会伴有尿频、尿急和尿痛等膀胱刺激症状。通过尿常规和尿液浓缩可找到肿瘤细胞。B 超、X 线膀胱造影检查、膀胱镜检查以及肿瘤活组织检查可以确定膀胱癌的诊断。

早期膀胱癌的治疗有赖于手术,晚期病例切除有困难,则有赖于综合治疗。

早期膀胱癌手术疗效很好。膀胱癌切除术后 5 年生存率可高达80％。但不少患者在术后随访过程中，又会在膀胱内发现新的肿瘤。为了减少和(或)防止出现复发，需要在术后定期进行膀胱内药物灌注治疗。用于膀胱内灌注的药物有两大类可供选用。一类是抗肿瘤药物，包括噻替哌、丝裂霉素和阿霉素类药物；另一类为生物效应调节剂，如卡介苗、干扰素。

术后定期膀胱内药物灌注可消灭残存瘤细胞，有效降低膀胱内肿瘤的术后复发率。膀胱内局部灌注后，膀胱内药物浓度较高从而有利于杀伤肿瘤细胞。另一方面，因药物吸收慢，全身不良反应较低，不失为一箭双赢的颇有特色的有效化疗方法。

尽管是利多弊少，药物灌注仍避免不了不良反应。首先是大多都有对膀胱程度不等的刺激征(尿痛、尿急、血尿)，有的还有过敏反应。噻替哌可全身吸收，有时会引起骨髓抑制。而丝裂霉素及阿霉素则少见有骨髓抑制。丝裂霉素有时会导致会阴区及双手的皮炎。卡介苗有时可出现全身症状，包括寒战、发热不适、关节疼痛及皮疹，需相应处理。即使经过膀胱灌注治疗，复发的风险依然存在，需终身随访。

一时找不出原发病灶的肿瘤患者能开始化疗吗

在回答这一问题前先要一起讨论一下原发不明转移性肿瘤的概念。大家都知道恶性肿瘤在一个人的身上，先是从无到有，先出现一个原发病灶。然后，后来会出现其他地方的转移。后者叫转移性病灶。但是，在肿瘤临床上还确实有为数不多的一类患者，一

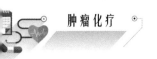
开始就诊时,查到的就只有转移病灶,查遍了还是没查到原发病灶。这种转移灶虽证实为肿瘤,但未能查到原发病灶,他们所患的肿瘤便有一个特殊的名称,叫做原发不明的转移性肿瘤。

查不到原发灶,一般的理解,就没办法对症下药,想当然治疗效果要打折扣。另一方面,肿瘤内科还有一条行业上的潜规则是未经病理证实,不宜启动化疗,使人颇有左右为难之感。

在肿瘤学中有关原发不明转移性肿瘤的研究和关注已有数十年之久。这类肿瘤的规律虽说不上像原发病灶明确的恶性肿瘤那样一清二楚,但相关了解和探索也并非一无所知。而且世界上的大型肿瘤内科经典巨著中,往往早已将它单列成章。

经研究,这种肿瘤初起时原发灶"避而不见",而后随时间推移,会在某个器官或部位露出蛛丝马迹。此时若紧追不舍,多有斩获。原发病灶方能现真容。但尽管如此,国外结合尸检进行的研究也曾揭示,总计约有1/3的患者,最终经尸检也仍未找出原发病灶。

另一方面,原发病灶虽然隐匿不露,但毕竟我们已将肿瘤细胞"提解到案",已知道它的病理类型。长久以来,参照相同或相近类型的化疗早已探索并做研究。在大方向正确的前提下,对这一类肿瘤采取的治疗策略是边查边治,及早治疗。

资料显示患者所患肿瘤化疗并不敏感,为何仍推荐化疗

在临床实际工作中,隔三岔五会碰到有这样疑问的家属。

家属有这类顾虑和担心确实也难怪。

人类和恶性肿瘤打交道虽已经几千年,但我们所知道的恶性肿瘤有上百种,再细分还有更多种,一百多年前恶性肿瘤是不治之症,是绝症,无人幸存。但人们还是壮烈地开启了探索之旅。一个多世纪过去了,至今最好的治疗效果是有一半多的患者可以获救。但也不乏对肿瘤化疗不够敏感的情况。不过,这不够敏感并不是都不敏感,也不是从一开始就不敏感,更不是根本没有药物可治疗。只是相对而言,有效的比例不够高,有效的时间不够久长。

还要提醒的是,现在是信息爆炸,瞬息万变的多利时代,在查找资料苦寻方法时,千万要核实我们找到的不是陈年往事。在肿瘤治疗上资讯的更迭有时超过想象,不经意之间历史已经改写。更何况目前在肿瘤临床上开启的新药临床试用层出不穷,不绝于途。

化疗药物的剂量怎么算出来的? 有没有"大化疗"和"小化疗"之分

在化疗工作中,常有患者会问"医生,我用的是大化疗还是小化疗?"其实,对肿瘤科医生来说,并没有什么大化疗或者小化疗之分。化疗方案的强弱是由组成方案的化疗药物的种类、数量和剂量决定的。现在临床上常用的各种化疗方案是通过科学研究和大量临床实践相结合所得出,并且经过不断修正,历经时间的考验反复证明了它的疗效和安全性,就是既要保证杀灭肿

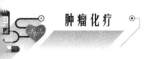

瘤细胞的疗效,同时又尽可能把药物毒副作用降到最低。方案中化疗药物的选择和组合有特定要求,这些联合使用的药物需要具有不同的作用机制和不良反应,因此才能携手合作,扬长避短。采用不同作用机制的化疗药物联合起来,才能更好更强劲地杀灭肿瘤细胞。不同作用机制的化疗药物伴随着不同的不良作用,就可避免因药物的不良反应叠加而导致的严重后果。正是由于这些化疗药物的组合是根据其药物的特性而制定的,因此不能随意舍弃方案中的任何一个药物。

化疗药物的剂量有明确要求。每个化疗药物都有自己的有效治疗剂量范围。传统的化疗药物剂量主要是依据人体的体表面积和药物的有效剂量范围而计算得出。如果化疗药物超过治疗剂量范围,就可能产生患者不能耐受的毒性反应。每个人的体表面积是经其身高和体重的计算而得出的。例如,男性身高175 cm,体重70 kg,他的体表面积是1.85 m^2,化疗药物剂量就是用药物每平方米的单次剂量乘以患者的体表面积而得出最终剂量。同一种化疗药物,即使同一个患者使用,如果治疗周期不同,药物的剂量也会不同。紫杉醇是一种由植物提取的化疗药物,可以应用于治疗乳腺癌、肺癌和妇科肿瘤等。紫杉醇可以采用每周或是每3周用药的不同方案,但是不同方案疗程用药的剂量就会不同。紫杉醇每周用药的单次剂量会比每3周用药的单次剂量低。这并不是说紫杉醇化疗有大化疗或是小化疗之分,而是由于用药的频率不同。化疗方案的疗程和剂量是按药物的代谢和肿瘤细胞生长周期而定的,按时而且足剂量的治疗才是保证疗效的关键所在。

每个患者都是一个独立的个体,每个人有其特殊性,因此目前的恶性肿瘤治疗,越来越讲究"个性化"。从化疗药物的选择、剂量的选择到患者身体状况的评估,都应由专科医生根据每个患者的自身特点而制定。现在的化疗方案,固然有诊疗指南可遵循,同时也要兼顾患者的特点,做到"量体裁衣"。

启用化疗前是否应向主管医师告知并存疾病以及正在使用的药物

目前肿瘤已是常见病、多发病,也可以说是慢性病。采取的治疗也往往是累月经年。不少肿瘤患者在开始肿瘤化疗之前,已患有某些常见的慢性疾患,也早已在进行治疗。这种情况,随着年龄的增长,在老年患者中更为普遍和突出。

疾病和疾病之间常常会有相互影响,例如以往已有高血压病的患者,在患了肿瘤以后,血压升高的情况会有所缓和,有时甚至不再突出。另外,如果因为不同疾病而同时使用的药物种类越多,药物之间的相互影响的情况就更为普遍了,在医学和药学上还有一个专门的名词叫做"药物相互作用"。为此,在临床上越来越受到医患双方的关切和重视。因而在就诊时,化疗患者向经治医师陈述其他并存疾病的病情以及治疗现状,让医师厘清关系,分清轻重缓急。采取全方位的调控措施,使不同疾病,各得其所,都能得到适当的治疗,是十分有必要的。

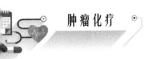

为什么肿瘤化疗启动前要做好基线检查

　　肿瘤患者一经就医，有一部分患者便着急非凡，急着马上要化疗。当然其中有一小部分患者病情重危，急需争分夺秒诊治。但如是一般平诊患者，那么还是要按部就班才比较稳妥。

　　患者开始化疗之前病变范围究竟有多大？哪些病灶是目标病灶？将来要进行疗效评价的。他们是否已作好科学测量或是通过影像学确定了数量及大小，有没有肿瘤标志物或其他相关检查可供治疗前后对比。用过什么药物及组成什么方案进行过治疗，剂量如何？有时还包括用法和不良反应都需有据可查。有的化疗药物的累积总量十分重要，甚至有终生限制总量，需在病史中标示。既往的药物过敏史也应回顾并记录。

　　再有要做好本次治疗前的基本检查，这大体上包括：①最近3天的血常规，肝、肾功能，心电图及相关检查的结果；②不超过1周或至多2周的有关影像学检查资料；③不超过1周或至多2周的有关肿瘤标志物检查结果；④不超过1周或至多2周的与疗效评价有关的其他资料。

　　所有这一切，都是为了确保拟使用的治疗可如期安全进行。在治疗后可提供确切的疗效评价。这些问题如果在开始治疗前就资料不全，不符要求，然后匆匆决定，茫然施治，则很容易在启动化疗后的进程中，问题多，效果差，而根子就在于基线检查工作没有做好。

恶性肿瘤的分期是怎么分的

当医生诊断一个患者患了癌症时,不论患者还是家属,往往会急于想知道,患者的病况究竟是属于早期,还是已经到了晚期。而事实上,恶性肿瘤的分期对于患者而言确实至关重要,不仅对患者的情况作了一个全面和正确的评估和分析,而且还是决定治疗方案的重要依据。医生可根据患者分期的情况来决定采用手术、放疗、化疗、靶向治疗,还是进行其他的治疗。

肿瘤分期是根据个体原发肿瘤以及播散情况来概括表示肿瘤的受累范围和严重程度。实际生活中有以下几种分期方法。

在坊间或较基层的医院中通常流行的是三期分期法。这是根据肿瘤与周围组织的关系以及肿瘤的转移状况,并且也考虑了患者的健康状况进行划分。早期是指肿瘤尚限于某个器官的一部分,还未侵犯到邻近的组织和器官,更不存在远处转移,而且患者的一般状况尚且不错,基本上能接受根治性的治疗。其次是中期。此时肿瘤已占据所在器官的大部分,甚至累及了邻近器官与组织,肿瘤附近的淋巴结已有侵犯,但还没有转移到远隔部位。患者大多已有临床症状,而一般情况及劳动能力尚可,不少患者还有根治性治疗的可能。晚期是指肿瘤的体积巨大而显著,已经广泛侵犯所在器官和邻近组织,远隔的淋巴结或脏器也已有转移。患者形体已明显消瘦,基本上已丧失劳动力,甚至

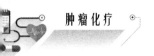

生活也难以自理,各种治疗方法可能均已难有较理想的效果。这种三期分期法将健康状况纳入了分期标准之中,简便易行,通俗易懂,但有比较粗糙,不够精准的缺点。在规范的肿瘤专科或医院中,或是在肿瘤科研时,一般不被使用,而是使用 TNM 国际分类法或四期分期法。

TNM 分期法系由国际抗癌联盟推荐并倡用。以 T 代表原发肿瘤,N 代表区域淋巴结,M 代表远处转移。将 T、N、M 组合即可简单明了地表明肿瘤的概况,并且归纳为 Ⅰ、Ⅱ 期抑或 Ⅲ、Ⅳ 期。以 cTNM 表示临床检查分期,而手术及病理检查所见表明的是 pTNM。

还有一种也是分为四期的分期法,是依据肿瘤的大小与扩散程度而分。分别以罗马数字 Ⅰ、Ⅱ、Ⅲ、Ⅳ 表示。Ⅰ 期是指肿瘤限于患瘤器官的某一局部,瘤体不大,亦无局部和远处转移。Ⅱ 期时瘤体虽有增大,但未超出患病器官,即便已有区域淋巴结转移,但尚限于病变的邻近部位。Ⅲ 期时肿瘤已超出患病器官,区域内转移的淋巴结活动已受限制或已融合成块,或者病变区域以外的淋巴结已有转移。如肿瘤范围极为广泛或已有远处转移,则分为 Ⅳ 期。

由于历史或其他原因,有些类型的肿瘤,约定俗成地沿用了各自的特殊分期方法,例如小细胞肺癌、恶性淋巴瘤等。小细胞肺癌是根据肿瘤累及范围,分为局限期和广泛期。而恶性淋巴瘤习惯应用的是 Ann Arbor 分期法。这是根据恶性淋巴瘤累及淋巴结的区域范围以及是否有淋巴结以外的器官累及而分的。

肿瘤手术后多久开始辅助化疗为宜

　　肿瘤手术后的辅助化疗的主要目的是消灭术后残留的亚临床远处微小转移。恶性肿瘤的生物学习性之一是当肿瘤被显著减少负荷后,如有癌细胞残留,往往会趁术后体内抗癌免疫能力处于相对薄弱的状态而加速发展。因而不能掉以轻心,须不失时宜,迎头出击,趁势歼灭。以结肠癌为例,通常手术后4周左右恢复,即可开启术后辅助化疗。有研究表明,开始术后辅助化疗一般不要晚过60天,超过60天启用辅助化疗的患者,与在60天内已开始辅助化疗的人相比,术后生存期有明显差别。

　　在临床上,类似的情况确实时而有之。有时是患者自诉体力恢复尚未到位,也有时是至交亲朋呵护过甚,推诿还要养得更好才可辅助化疗。岂知好心做了坏事。

老年人患癌是否还能化疗

　　大体上在二三十年前,一般不主张对老年肿瘤患者进行化疗。当时世界卫生组织(WHO)提出的老年人是指年龄超过65岁。那时的化疗书刊中也大多认为,65岁是做或不做化疗的界限。这多半是由于:①那时候,一般的老年人的生理体质状况不及现在好;②人的平均寿命不及现在长久,通过化疗延长寿命期限的效果并不突出;③就当时化疗的总体情况来说,化疗药物不及现在多,化疗方案的疗效没有现在好,而另一方面不良反应的控制水平又相对不足,疗效低、毒性大也往往令患者和家属心存疑虑,使医生踌躇难决。归根到底一句话,担心利少弊多、得不偿失,因而高龄甚至被列入化疗的相对禁忌证之一。

事过境迁,今天的化疗已远非往日的化疗可比。不少抗癌新药在近一二十年中相继进入临床应用,患者获得早期诊断的比例升高,患者的诊断分期提前,身体的健康水平明显好于从前。化疗药物多、高效又低毒,还有新颖的靶向治疗药物陆续投入应用,不少口服给药的方法带来治疗上的方便,经外周静脉穿刺的中心静脉导管(PICC)又减少了注射用药的不便和不适。总体上肿瘤化疗的效果明显提升,安全性大大提高,使化疗为人们易于接受的程度有实质性提高。支持治疗的进步又为确保治疗如期实施和完成提供了可靠保证。因而不少肿瘤老年患者陆续成为接受化疗的病员队伍中的新对象。随着时间的延伸,化疗事实上已使老年肿瘤患者成为这一重要抗癌手段的受益者,甚至在越来越多的肿瘤药物临床试验中成为一个独立分组的群体,而且已尝试与年轻患者进行比较。迄今已在一些较为常见的肿瘤中有了可喜的初步结果。目前的初步印象是:老年肿瘤患者的化疗需求实际上客观存在,从个性化出发评估,获益可能并不减少,化疗的安全实施可以实现。如患者和家属有此意愿,老年肿瘤患者仍然可以化疗。至少现在在有条件和有经验的肿瘤专业单位中,70～75岁年龄的患者大多可进行化疗,年龄超过

75 岁的老年人宜谨慎小心,年龄超过 80 岁的则宜慎之又慎。边治边看,有益则进,无益则停。

乳腺癌肿瘤内科治疗时,化疗好还是内分泌治疗好

　　正常乳腺组织通过乳腺细胞上的雌激素受体(ER)和孕激素受体(PR)接受人体雌激素和孕激素的调控。雌激素和孕激素等性激素在乳腺的发育、增生、退缩等生理过程中发挥着重要的作用。乳腺癌是由正常乳腺细胞发生癌变而来,癌变的细胞其表面通常仍会保留雌激素和孕激素受体,仍然会受到雌激素和孕激素的调节。研究提示,如额外给予雌激素会促进乳腺肿瘤发生。如降低雌激素和孕激素水平,会抑制癌细胞的增殖。因而认为乳腺癌是一种激素依赖性的肿瘤。

　　我们可以把雌激素受体和孕激素受体看作一个整体——激素受体(HR)。在乳腺癌进行病理研究时可进行免疫组化的细胞内染色,细胞染上色则提示存在检测物,称为"阳性"。反之,如细胞未染上色,则提示不存在检测物,为"阴性"。如果以染色细胞占所有细胞的比例来估测,在进行病理报告时,阳性以(+)号表示,从低到高分为 ER(+),ER(++),ER(+++)三档。加号越多,表示肿瘤表面的雌激素受体越多,肿瘤受雌激素依赖性的调节越明显,对内分泌治疗的效果可能越好。倘若乳腺肿瘤细胞上不存在 ER 染色,或染色细胞的数量不到肿瘤细胞的

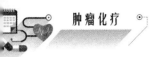

10％,则标示为 ER(－)。PR 的分级与 ER 类同。由于研究表明,PR 的合成必须在 ER 作用下方能实现,由此可以推断 PR 阳性即是 ER 具有生物活性的指标,提示如果患者 ER(－)而 PR(＋)也可应用内分泌治疗。

由上述可知,通过乳腺癌标本进行激素受体检测所得的 ER 和 PR 表达结果,可将乳腺癌分为激素受体阳性的乳腺癌和激素受体阴性的乳腺癌。通过各种方法减少雌激素对乳腺的作用,控制和减少乳腺癌复发的治疗方法被称为乳腺癌的内分泌治疗。内分泌治疗的药物包括选择性激素受体调节剂和芳香化酶抑制剂。前者的代表药物为他莫昔芬,可用于绝经前和绝经后的患者。后者以阿那曲唑、来曲唑和依西美坦为代表,主要用于绝经后患者。手术去势或药物抑制卵巢也属内分泌治疗。ER(－)或 PR(－)的患者,内分泌治疗有效率低于 5％～10％,一般不建议使用内分泌治疗。

化疗和放疗能不能同步进行

化疗是采用细胞毒性药物杀伤体内肿瘤细胞的方法。放疗则是采用放射线对局部肿瘤组织进行治疗。很多患者会问,化疗和放疗是不是可以一起用,加强抗恶性肿瘤的效果呢？问得好！已经有这种化疗和放疗一起进行的治疗方式,称为"同步放化疗"。

顾名思义,"同步放化疗"就是肿瘤患者同时接受化疗及放射线治疗。但是同步放化疗并不是简单地把放疗和化疗凑合在一起进行，而是用小剂量的化疗加强放射线治疗的效果的治疗方法。同步放化疗是每天接受较小剂量的照射，每周进行5天，根据肿瘤的类型和照射单次剂量决定疗程；化疗则是在放射线治疗的前、中、后期分别给予小剂量化疗以增加组织对放射线的敏感性。由于放化疗同时进行，治疗过程中不仅会出现皮肤红肿、色素沉着和放射性肠炎等，而且也会发生骨髓抑制等不良反应。因此同步放化疗的关键之一就是如何选择真正能从治疗中获益的患者。这是由患者的疾病分期和患者的身体状况决定的。

　　同步放化疗虽然是一种有效的联合治疗手段，但是在当前还只有部分肿瘤适合采用。直肠癌手术前和手术后的同步放化疗是目前国际上比较公认的有效治疗方法。尤其是手术前的同步放化疗在治疗中晚期直肠癌患者的地位越来越受到重视。中晚期直肠癌患者究竟是手术前还是手术后采用同步放化疗？这在国际上还是一个有争议的问题。很多研究说明，手术后同步放化疗能降低直肠癌的局部复发率。也有研究认为，手术前同步放化疗对局部中晚期患者可以起到降低分期和提高保留肛门的概率。直肠癌的同步放化疗中的化疗药物，一般选择5-氟尿嘧啶和亚叶酸钙静脉给药。近年来，研究认为口服氟尿嘧啶类药物与5-氟尿嘧啶＋亚叶酸钙静脉给药疗效相当。由于口服药物应用更为便捷，因此以卡培他滨为代表的口服氟尿嘧啶类药物常常被应用于同步放化疗中。

　　同步放化疗在肺癌治疗中也颇为重要。在不能手术的小细

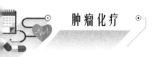
胞肺癌患者中,同步放化疗应该尽早进行,并且其疗效优于序贯放化疗。在晚期肺腺癌治疗中,也可以采用放疗联合化疗。根据患者疾病分期、治疗目的和患者身体一般状况,可选择同步放化疗也可以选择序贯放化疗。

同步放化疗是将放疗和化疗联合应用,争取得到1＋1＞2的满意效果,但同时毒性也会增加。因此选择合适的患者、合适的时机进行同步放化疗是治疗成功的关键。

肿瘤化疗时也要关注血糖吗

目前肿瘤和糖尿病都是常见病、多发病和慢性病。两病并存的也不在少数。因此,患者化疗时也要关注血糖。

有部分肿瘤化疗药物中对胰腺有一定的影响,能使胰岛功能减退,减少胰岛素合成及分泌,引起血糖升高。一些目前临床上常用的细胞毒药物,如烷化剂中的环磷酰胺、抗生素中的多柔比星以及紫杉类药物等都属于最常使血糖升高,可诱发或加重糖尿病的化疗药物。有的化疗药物输注时,只能用葡萄糖液,不能用生理药水。当下常用的奥沙利铂,就是个典型例子。糖皮质激素尤其是地塞米松,本身也可算是有抗肿瘤治疗作用的药物。为了减轻肿瘤药物的不良反应或药理作用方面的需要,肿瘤临床上也常常使用糖皮质激素,但它可引起血糖一过性升高。肿瘤化疗后常常遇到血象低下,升白药物可有效纠正。但已有报告显示升白细胞针剂的使用与在化疗患者中诱发糖尿病有一定关联。最后,在肿瘤化疗期间,进食减少,为平衡支持需补液,输入葡萄糖也在所难免,因此,关注血糖更有必要。

为什么有的化疗药物使用前要进行"预处理"

近十余年来,随着抗肿瘤化疗药物研制开发的不断进步,不少抗癌新药相继上市,一些新的理念也随之出现,预处理就是其中之一。

20世纪90年代,紫杉醇问世。最初在临床使用时即发现使用紫杉醇时有过敏反应发生,而且并非个例,遂即引起重视。经过研究了解到,在紫杉醇加工成药供临床使用之前,为助溶之用,需加入一种称为聚氧乙基代蓖麻油的佐剂。过敏反应的源头就是这一成分。为此研讨了对策。在使用紫杉醇前,患者需要进行有计划的预处理。先按规定事先使用地塞米松作"预处理",这样,用药报告安全可行。

后来又出现了治疗胸膜间皮瘤和非小细胞肺癌的抗癌新药培美曲塞,临床使用后也会有一定比例患者发生一些不良反应,主要是血液学和胃肠道方面的问题。可以先按计划补充叶酸,注射维生素 B_{12} 等作为预处理进行预防。

可见,药物治疗是一门需要慎之又慎的学问,事无巨细,需要医生、护士、患者以及家属的共同关注和配合,才能使治疗既有效,又安全。

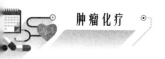

经外周静脉穿刺中心静脉置管(PICC)与先前常用的深静脉置管有什么不同

传统静脉输注补液可以通过外周静脉或者颈静脉置管输液等途径进行,常规补液通过传统的静脉输注是安全可靠的。然而化疗药物是一类特殊的治疗药物,由于其具有一定毒性,如果通过传统静脉方法输注化疗药物,可能会给患者带来严重的不良后果,例如外周静脉炎,甚至由于化疗药物渗出而引起局部皮肤组织破溃。采用颈静脉置管为代表的深静脉置管方法,虽可以解决外周静脉炎和局部皮肤破溃等问题,但颈静脉置管也带来了其他问题,例如颈静脉置管留置时间短,出院即要拔除;需要有经验的麻醉科医生操作完成;容易感染;影响患者日常生活质量,包括洗澡、美观等。肿瘤患者往往每2～4周就要接受化疗,反复进行颈静脉置管,不仅给患者增加痛苦,而且带来安全隐患。

近年来,应需产生了一种PICC技术,从而解决了颈静脉置管带来的一系列问题。什么是PICC呢？这是指利用导管从外周手臂的静脉进行穿刺,导管直达靠近心脏的大静脉,可避免化疗药物与手臂静脉的直接接触。PICC置管通常在患者肘窝部的贵要静脉、肘正中静脉、头静脉中任选一条,导管直接插入上腔静脉。需要选择弹性及显露性好的血管进行穿刺,穿刺完毕后进行X线摄片,确定在上腔静脉后即可付诸使用。也可以在超声定位下进行 PICC 置管。PICC 的优点包括以下四点：

（1）PICC 置管时因穿刺点在外周表浅静脉，不会出现血气胸、大血管穿孔、感染、空气栓塞等威胁生命的并发症，且血管的选择范围较大，穿刺成功率高。

（2）可减少因反复静脉穿刺给患者带来痛苦，操作方法简捷易行，可直接在病房操作。

（3）PICC 导管在体内可留置 6 个月～1 年，置管后的患者生活习惯基本不会受到影响。

（4）导管可直接进入上腔静脉，此处血流速度很快，可以迅速稀释化疗药物，防止药物对血管的刺激，减轻化疗药物造成的局部组织疼痛、坏死、静脉炎等，因而能够有效保护上肢静脉，减少静脉炎的发生，减轻患者的疼痛。

虽然 PICC 有众多优点，但也不是每个患者都适合放置 PICC 管。以下几种情况的患者就不宜放置 PICC 管：

（1）患者身体条件不能承受插管操作，如凝血机制障碍者、免疫抑制者。

（2）已知或怀疑患者对导管所含成分过敏者。

（3）既往在预定插管部位有放射治疗史者。

（4）既往在预定插管部位有静脉炎和静脉血栓形成史、外伤史、血管外科手术史者。

（5）因局部组织因素，影响导管稳定性或通畅者。

已进行 PICC 置管的患者在化疗过程中基本不会出现静脉损伤，可以确保化疗过程中能有良好的静脉通道，顺利完成化疗。PICC 目前已成为化疗患者长期用药的一条方便、安全、快捷和有效的静脉通路。

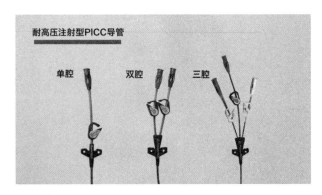

图 1　PICC 管

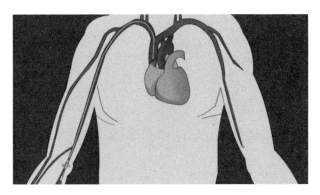

图 2　PICC 示意图

植入式静脉输液港（PORT）有什么优点

　　静脉输液化疗是恶性肿瘤治疗中常常采用的手段之一。但是，定期化疗反复静脉输注，常引起静脉炎，严重时可能因化疗药物的静脉渗漏导致化学性皮肤损伤。PICC 的出现,确实解决了一部分静脉输注的问题,但是 PICC 仍然有很多不足,不能满足部分患者的要求。首先,PICC 需要每周冲管维护;其次,手臂局部贴固定的薄膜可能引起皮肤过敏;还有静脉血栓和美观等问题。近年来,又成功研制了植入式静脉输液港(PORT),使以上的问题迎刃而解。

植入式静脉输液港又称植入式给药装置,是一种可植入皮下长期留置的药盒,连接导管直通中心静脉的输液装备,经简单的皮下穿刺传入皮下的注射座,通过连接的静脉导管,即可输入药物、补液,进行营养支持、输血、血样采集等。目的是减少多次重复穿刺对血管的刺激,减轻患者注射时的疼痛,降低感染的发生率,改善患者的生活质量。静脉输液港植入时,需要在 X 线监视下,由富有经验的医师操作完成。伤口痊愈大概需要5～7 天,而后患者可以洗澡。平时埋藏输液港局部要避免外力撞击。埋置了静脉输液港的患者需要静脉用药时,由经过专业培训的护士把药液通过无损伤针输注到皮下的静脉输液港内就可以了。

输液港完全埋置入体内,没有体表伤口,使用时也接触不到导管,因此这是目前发生感染率最低的通道器材。静脉输液港严禁使用高压注射造影剂,防止血管破裂,但是耐高压的静脉输液港除外。植入静脉输液港不影响患者从事一般性日常活动,例如家务劳动、散步等。但是要避免做剧烈的肩胸部运动,例如剧烈的球类运动、重体力工作,防止埋置在皮下的药盒注射座发生翻转和扭转。但是,植入静脉输液港的一侧手臂仍然应该多做活动。

总之,静脉输液港的优点不少,包括:①输液座埋入胸部皮下,没有外露导管,不容易发生感染;②输液座埋于皮下不易被别人发现;③生活起居方便,患者可以洗澡,甚至游泳;④保护血管,防止化疗药物对血管刺激,减少药物渗出;⑤维护简单,治疗间歇期每4周维护1次即可;⑥可以长期反复应用。

化疗引起的脱发能不能避免

　　人的发根具有高度的代谢活动,有丝分裂十分活跃。发根的生发组织细胞的倍增极为旺盛,因而也是容易受到传统化疗药物打击的一个"靶子"。

　　化疗以后出现的脱发一般是以下的过程。在使用化疗后,化疗药物循着血管分布到头皮,再继而进入头发毛囊部位的微小血管,开始作用于发根生发组织细胞,使它们活跃的细胞分裂暂受抑制。这时,已经形成或长出头皮之外的头发便会在它尚深藏在头皮之内的根基部分被"砍"出了一个"缺痕"。随着头发继续生长,这个"缺痕"越来越接近头皮表面,一般为20天左右。此时,如果受到外力的牵拉(如抓头皮、梳头等),头发便很容易在"缺痕"处折断,无数类似的情况组合便成为脱发。好在断发并不断根,所以,停止化疗以后还是会再生长出头发来的。

　　不同的化疗药物引起脱发的程度各不相同,蒽环类药物、紫杉类药物、环磷酰胺、丝裂霉素、放线菌素、博来霉素、鬼臼毒类药物等较为突出。也有的化疗药物并不引起明显脱发。

　　化疗引起脱发后再生出来的新发大多较为纤细,易有卷曲,也有一边继续在化疗,一边已有新生的头发长出来的。有人认为,这是一种耐药机制的表现。通常停用一段时间化疗后,如再开始化疗,还会再次出现脱发。

曾有人尝试用头部戴上冰帽或在肩部放置冰袋通过减少头皮血流的方法来防止或减轻脱发。但这一方法不方便,也并不舒适。由于脱发仅为一时性,因而有人干脆用假发,倒也自在,既无损形象,也便捷得多。至于男士,索性剃成光头,既干脆,又不失时尚。

化疗药物所致的恶心、呕吐有办法防止吗

一部分化疗药物在使用时会引起恶心、呕吐。严重的恶心、呕吐会使患者对以后的化疗望而生畏,甚至出现放弃进一步化疗的念头,使化疗难以为继。

过去曾用过一些药物来减轻这类不良反应,如用氯丙嗪(冬眠灵)、异丙嗪(非那更)、地塞米松、甲氧氯普胺(灭吐灵)等。对于大多数抗癌药物而言,这些药物单一使用可能有效,联合用药效果可增强。

自从顺铂(顺氯氨铂)用于肿瘤临床之后,由于其广泛应用而又强烈致吐,急需更为有效的防治呕吐的方法。所幸近30年来,有关化疗致吐的病理机制已初步探明。原来,在人的消化道黏膜以及与呕吐有关的神经中枢部位,有一种特殊的 5-HT_3 受体。当化疗药物或相关的致吐物质,经口服吸收或血流到达这些部位时,便会引起大量的 5-HT_3 释放,这些 5-HT_3 如与相应

的受体结合便会导致强烈的冲动传入中枢,于是引起剧烈呕吐。经过研究,科学家找到了一类称之为 5-HT$_3$ 受体阻断剂的药物,只要能在化疗药物引起的 5-HT$_3$ 来到之前,这些受体阻断剂已与 5-HT$_3$ 受体实现了广泛而又稳固的结合,化疗药物导致的恶心、呕吐便不会出现。倘若再合并使用地塞米松,还能进一步增强止吐效果,其有效率大多可达 90% 以上,属于这一类的药物已相继研制开发出多种,如昂丹司琼,格拉司琼,托烷司琼等,以及较新一点的帕洛诺司琼等。

在上述这一类有关化疗药物发生急性恶心呕吐的问题基本上得到有效控制之后,临床上还有一部分为数不多的患者他们化疗后的恶心呕吐仍未得到控制。这些人的恶心呕吐发生的时间相对滞后,持续的日子要长一些,被称为迟发性呕吐。经深入研究方知,另有一种致吐机理与之前的速发性呕吐并不相同,由脑中高度聚集的 NK-1 受体介导,主要涉及的神经递质是 P 物质,而并不是前面介绍的 5-HT$_3$。经努力攻关以后,现已研制出"门当户对"的 NK-1 受体拮抗剂,推出了新型有效药物阿瑞匹坦,在有效止吐上又前进了一步。

有关化疗药物引致的恶心、呕吐的控制问题,要有"患者事,无小事"的观念。实际上这也并不是单纯用药物治疗的问题。从医生方面来说,既要恰到好处地使用止吐药物,也要掌握好所用药物同类产品的各自特点,必要时也可调整化疗药物的品种、用量和方法。另外,有恶心呕吐的患者,化疗期间进食要量少食精,不要过量暴食,更要尽量避开油腻不洁食品。只有面面俱到,才能控制恶心呕吐的问题,使总体治疗效果达到最大化,让患者无忧无虑做化疗。

化疗引起的大便次数增多或腹泻要不要重视 ⊂▸

  化疗以后,大便次数略有增多的情况时有发生,并不为怪。大便次数原本就因人而异。不用化疗药时,每人的排便习惯就各不相同。从每2～3日排便一次,到每日排便1次、每日2次,甚至每日3次,都不算不正常。但如大便次数增加到每日5次或5次以上,甚至有血性腹泻,那就应当要引起注意了。如果又是发生在应用化疗药物以后或期间,则应当与经治医师联系,共商对策。对于是否要停用化疗药物或调整用药剂量、次数和用药方法,医生和患者应一起审视便次增多期间的进食情况,有没有过多进食蔬菜、水果及富含纤维素的食物(尤其是含粗纤维多的),是不是进食太多油腻食品,或是否有受寒不适等,也要考虑便次增多是不是与用药期间同期在用的保健品或中药有关。经过排查调整,逐步恢复常态,可继续进行治疗。

  值得引起重视的是,近十余年来,用药趋势有所变化,口服化疗药物与分子靶向药物应用趋多。这些药物中不乏引起便次增多的情况。医师要多关照,患者要及时了解,再加上医患双方频频沟通,大多不成问题。但是个别药物的问题需引起高度重视。新药之中的伊立替康,对多种肿瘤治疗有效,但可引起致命的严重腹泻,尤其是当严重腹泻发生在化疗用药后白细胞明显低下的时候。使用伊立替康治疗的患者,一旦腹泻不止,伴有发热,已用

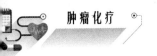

止泻药物控制不满意,应立即联系有经验的医院进一步处理。

化疗药物使用后出现皮疹要紧吗

　　和其他药物一样,某些化疗药物使用后,无论口服或是静脉给药都有少数患者会出现皮疹,很容易使人想到是不是和所用的药物有关。

　　一般而言,化疗药物引起的皮疹与药物过敏有关。在以后的用药过程中对有怀疑的药物要停止使用或改用其他可选药物,并且要联系主管医师采取包括抗过敏药物的治疗。

　　此外,有的药物,如针对表皮生长因子受体(EGFR)信号传导分子靶向药物,诸如属于此类作用机理的西妥昔单抗,由于作用机理的关系可同时导致皮疹的发生。皮疹的发生甚至还可由此预测治疗将会有效果的可能。对于此类与药理作用有关的不良反应,为争取和保留疗效,只好大事化小,小事化了。在医生的指导和监管下,在一定程度上,与皮疹"和平共处,长期共存"。当然,对症治疗,减轻和控制皮疹,以提高生活质量,都是应该采取的措施。

为什么应用有些化疗药物治疗时会有手足麻木等不适

　　在以往治疗恶性肿瘤使用化疗药物后发生手足麻木之类的

不适感觉并不多见。近一二十年以来，随着一些新药的上市应用，这一类问题渐多显现，引起了大家的关注。有时在停止使用可疑的药物以后，还一时消退不全，以致逐渐受到病家的关注。

这类不良反应，经仔细观察研究，认为相当一部分与所用药物有关，是药物作用影响了外周末梢神经造成损害之故。受损外周神经多见于手部和足部。最初为手足麻木，或缺少踩地真实感，书写及精细活动受碍。铂类、长春碱类及紫杉类药物较多见，较少有预兆，其中奥沙利铂(草酸铂)的反应较为突出，也较特殊。奥沙利铂有剂量累积性，累积剂量达一定程度后日益明显，恢复也较慢。个别人长期迟迟难以康复。奥沙利铂与紫杉类联合化疗时可能这类反应更多、更重、更久。

建议要依赖手部精细感觉的特殊职业，如演奏、绘画等艺术工作者，或原有糖尿病合并神经损害的患者宜事先或及早与经治医师沟通，以便及早采取相应措施。

什么叫手足综合征？怎样防治

手足综合征常见于口服抗肿瘤药物卡培他滨推广使用以后，掌侧感觉丧失性红斑综合征是其同名。

卡培他滨为氟尿嘧啶类的口服剂型药物。氟尿嘧啶类抗肿瘤药物是抗癌药物中的"三朝元老"。自从它的第一个药物于1956年问世以来，应用已超过半个世纪，整个系列的药物已繁衍成一个庞大家族。卡培他滨可谓是这一家族中的后起之秀。因可口服方便给药,不良反应轻微,有效肿瘤众多,因而在临床上广为使用。

但是,美中也有不足,卡培他滨不良反应虽小,但有一个手足综合征的问题,大概有 60% 的应用患者会有不同程度的发生。严重的患者叫苦不迭,又爱又怨。先是减量,但担心影响疗效而心有余悸,终至停药,不得不忍痛割爱。熬到治疗结束,大功告成,甚至还有往事并不如烟,噩梦醒来是早晨的回味。

手足综合征出现的平均时间大多在用药后的第二个周期,手足皮肤红斑出现,感觉麻木或迟钝,有时可有刺痛感。症状严重时可有指(趾)末端脱屑,脱皮,出现水疱甚至溃烂,由于明显疼痛,影响行走。服用卡培他滨的患者平时生活中应早作准备,少用肥皂,注意防护手足皮肤,经常涂擦油脂性护肤用品,也可使用尿素霜。口服大剂量维生素 B_6(100 mg,每日 3 次)或有预防作用。如出现严重症状应及时就医,停药后大多可恢复。

实际上,手足综合征并非卡培他滨一药独有,也见于脂质体阿霉素、多西紫杉醇等。只是卡培他滨更为突出和常见而已。

为什么用了化疗以后月经也会受到影响

当女性患者使用化疗药物时,在化疗药物发挥抗肿瘤作用的同时,也可能会对卵巢产生明显的影响。受到影响的患者,尿中雌激素水平下降,尿中促性腺激素水平升高,反映出患者的卵巢功能已出现了衰退的迹象。如对这些已有卵巢功能衰退的妇女进行卵巢活检,可发现存在卵子缺乏,或无卵泡成熟的情况。通常这种卵巢功能衰退是有时间性的,并且是可逆的。具体可表现为患者的月经不规律或闭经。部分患者在停用抗肿瘤药物后仍可恢复月经周期。少数患者更为严重的是出现卵巢在组织学上有破坏,如到达相当程度便可出现持续闭经。

此外,另有一种情况是某些化疗药物使用后可导致严重血小板减少。血小板减少可影响凝血机制,致使患者月经量增加或行经时间延长,严重时需考虑更换抗肿瘤药物。

再有一种可能是患者因治疗需要而合并使用了内分泌药物。如肿瘤晚期恶病质,营养状况差,食欲不佳等,使用了孕酮类药物进行治疗。到一定程度时也可有阴道流血增多,被患者误以为是行经,其实是用孕酮类药物的缘故,如程度较重,可停用相关药物。

为什么肿瘤化疗后要经常复查血常规

成年之后,骨髓是人体内的主要造血组织。为了保证补给人体正常生理状态所需要的血细胞,如红细胞、白细胞和血小板,骨髓中的造血细胞需迅速增值并不断补充。

血细胞生产出来之后,它们的平均寿命各不相同。红细胞最长,约120日;白细胞仅10日左右;血小板甚至更短。

由于造血组织代谢十分旺盛,其增殖甚至还超过肿瘤细胞。因而,在以遏止细胞核酸代谢为特点的传统肿瘤化疗药物发挥

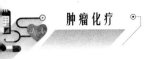
作用时,在肿瘤细胞受化疗药物沉重打击的同时,造血细胞往往"城门着火,殃及池鱼",也会遭受化疗重创。已经分布到周身去的血管内的成熟血细胞,化疗对它们并不起什么作用。但是,一旦骨髓造血细胞被抑制,这些血细胞的后续补充便缺少了来源。红细胞因为寿命长,有120天,一时上还不至于捉襟见肘出现明显的贫血。但白细胞和血小板在化疗后1~2周便开始出现减少。目前临床所用的抗肿瘤药物中,影响白细胞的药物用得比较多,因而化疗后白细胞减少成为一个引人注意的问题。近年,血小板受影响的治疗方案应用趋向增多。因此,对血小板减少的关注也渐增加。由于一定水平的血细胞对维系正常生活不可或缺,经常复查血常规进行监测便成为不时之需。

肿瘤化疗患者为什么要定期检查肝肾功能

在临床上,肿瘤患者在进行化疗之前。一般都已进行了基线的肝肾功能检查,为化疗的安全进行提供必要的保证。倘若基线肝肾功能未处于完全正常的水平,通常会有以下几种可能的情况:

(1) 肝肾功能所包括的化验检查有多种,处于不正常水平的项目如与肿瘤病情有相关性,从临床判断来估计,如果化疗有效,相关病情能进一步控制。相应肝肾功能也会有向好的方向转化的可能。那么,由主治医师当机立断,实施化疗,是一种比较合宜的选择。当然,即便如此,按治疗前基线肝肾功能异常的水平相应调整方案和剂量也值得考虑。

（2）如肝肾功能有部分不正常，所拟进行的化疗有可能使这种不正常进一步加重，这就要求我们深思熟虑而进行调整。

（3）还有一种情况是，已知肝肾功能有不正常，又已明确知晓拟进行化疗的药物不适合在有这种肝肾功能不正常的情况下安全使用，那就需要格外当心。目前一些药物的说明书对相关药物的不良反应的陈述大多不厌其烦，详尽无余，必要时还可进一步查询。如果所患的肿瘤疾病屡治不效，已濒临难以挽回的局面，则是应当停用化疗的。

在了解以上的内容之后，我们不难理解，实际上肿瘤患者在化疗之后或期间也是要检查肝肾功能的。这可能和病情发展有关，也可能与化疗药物的不良反应有关，还可能与患者是否存在其他并存疾病有关，因此厘清关系，争取时机，顺势而为，合理治疗，使化疗效果最大化、最优化，适时检查肝肾功能非常必要。

为什么肿瘤化疗有时要检查心电图

肿瘤患者，需要使用化疗药物进行治疗时，有时医生会建议先进行心电图检查，有时甚至还要做心脏超声检查或其他检查。如原来已有心脏基础疾病的患者，则更值得一查。

当前，随着平均寿命的增长，心血管疾病患者日趋增多。另一方面，恶性肿瘤的患者也在增多。相应之下，肿瘤患者同时也

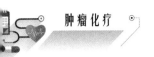

有心血管疾患的也日见增多。实际上,肿瘤患者中不知不觉中已患上心血管疾病的人不在少数。在治疗过程中两者均要兼顾。

至今,肿瘤化疗药物在临床使用的已超过百种,新型抗肿瘤药物和新的靶向药物日渐增多。其中,经过临床试验和临床试用,显示有心血管不良反应的药物也在增多。即便是抗肿瘤药物初创时期就已开始用于化疗的药物之一的氟尿嘧啶,近年也有心血管不良反应的临床报告。

鉴于以上实际情况,出于防患未然,在肿瘤患者进行化疗前,医生要问及有关情况。患者应主动告之有无心血管疾病或有相应药物使用情况以及近期检查结果。

靠打针升高的白细胞有用吗

肿瘤化疗很有可能抑制白细胞的形成和产生,有的患者白细胞受抑制的程度比较显著,或是白细胞的基础水平本就偏于低下,因而在传统化疗的早期阶段,有的患者不得不减少化疗药物的剂量,或是延长化疗间歇的时间,以期白细胞复原后再继续治疗。更有甚者,不得不中断治疗。

多年以来,曾有过不少中西药物,宣称有升高白细胞的作用。但经长期应用以后发现疗效并不确实,经不起推敲,尤其难以应急。有人建议试用皮质激素类药物,如泼尼松(强的松)、地塞米松等。但究其根本,此类药物大多治标不治本,并不会使人体内白细胞的产生有实质性的增长,只不过是起了一种调配剂的作用,把原本分散在体内其他地方的白细胞动员到周围血液中来,不过是"挖肉补疮"而已。这种虚假上升,实际未升的隐忧不言而喻,并不能顺利完成预定的化疗计划。

实际上,人体内白细胞的形成和产生是受造血生长因子的影响。是造血生长因子在调控血细胞的加速成熟和产生,以调节补充体内不时之需。对于白细胞来说,最重要的是粒细胞集落刺激因子。得益于基因生物工程研究的进展,临床上已有粒细胞集落刺激因子和粒细胞—巨噬细胞集落刺激因子可供使用。临床上使用粒细胞集落刺激因子后,由于体内粒细胞集落刺激因子的水平上升,相应会刺激体内有应答能力的造血部位,短时强化高效增产白细胞,以致有时这些增产白细胞的部位过度强化活动还会使患者相应部位酸痛不适。由于这种"加班"生产出来的白细胞和生理上按常规增生的白细胞并无不同,因此,完全能起到替代作用。这一类升白药是当前肿瘤临床化疗过程中不可或缺的有力帮手。

血小板低下应当怎样处理才好 ⊃━━

化疗药物对骨髓的抑制作用各有特点,有些药物对血小板的抑制作用较明显,在以往常用的细胞毒抗癌药物中,亚硝脲类、丝裂霉素、放线菌素 D 等表现明显。较新的抗肿瘤药物中,吉西他滨、卡铂等比较突出。如患者同时还存在脾脏肿大,并有脾功能亢进。纠正血小板低下的难度就更大。

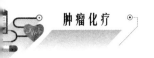

目前对血小板减少症的防治措施一般包括以下几个方面：

首先是医患双方要沟通，事先了解过去是否存在过血小板减少的情况，目前控制得如何。

其次，选用细胞毒药物组成化疗方案时，应避免使用对血小板影响较大的药物，尤其要防止重叠使用对血小板有抑制作用的化疗药。

一旦血小板数少于 $80\sim50\times10^9$/L，应及早暂停化疗；如血小板进一步低下，低于 $50\sim30\times10^9$/L，可配合中医中药治疗，必要时可选用血小板生长因子进行治疗。如血小板低于 $20\sim10\times10^9$/L，或伴有出血表现者，可少量输血小板。

血小板明显减少的患者，往往皮肤浅表尤其受压部位容易看到有散在的出血小点(紫癜)或者瘀斑，由于有出血倾向，应当尽量减少或避免接触有锋口的利器，如刀剪之类的物品。男性患者只宜用有安全保障的电动剃须刀，而不宜用手动刮须刀。齿龈出血明显的患者不宜用刷毛偏硬的牙刷，改用漱口水，或用软纱布完成口腔卫生处理。女性患者如遇行经日期，月经量可多于往常，无须惊慌，适当应对处理即可。有可能的话，要适当减少注射次数，如进行注射，则需用棉球在针眼处多压迫一些时间。患者要慎用止血带。

肿瘤化疗患者能否自评疗效

这个问题要从两个方面来讨论，即理论上和实际上。从理论上来探讨,如果患者全然知情,有足够的心理承受能力,即使知道病情进展,无法逆转,也能理性应对,那么定期自评疗效也未尝不可,与经治医师随时共商进一步治疗良策有益无害。换一种情况,患者既想知道实情,又不能泰然处之。知道疾病进展后,自怨自艾,长吁短叹,茶饭不思,夜不能寐。这就没有必要再自己隔三岔五地去自评疗效了,尤其是在屡治屡败的情况之下。实际上,肿瘤是放在那里听凭人们去对它评价的,无论是医生,还是患者。

(1) 从感受上来说,疾病的相关症状,尤其是最令患者烦恼和不适的症状有无好转?

(2) 患者自主活动的能力有无好转?

(3) 浅表部位可扪及肿块的大小和外观有无改变?

(4) 肿瘤标志物的数值(倘若与所患肿瘤有相关的话)是否有改变?

(5) 与基线的影像学结果相比,肿瘤有关的改变,是否有好转?

如果所有资料足够全面,而且透明,肿瘤化疗患者完全有能力自学成才,独立运作,再结合自己的切身体会,自评疗效。问题的关键在于,在自评后,你自己怎样配合治疗,争取明天更好!

以上讨论的是晚期肿瘤姑息化疗时的情况,要是评定辅助化疗的疗效,则不是这么一回事。在辅助化疗评定疗效时,关键在于你要努力去完成有效局部治疗以后的足够疗程数,一般为期半年。方案正确,执行规范,完成到位,在经过足够时间的随访安然无恙,这就功德圆满了。

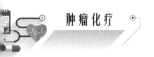

肿瘤患者化疗定期随诊起什么作用

肿瘤患者就诊后经综合评估后适合进行化疗,定下方案之后,有的患者往往会取得方案,问明要做多久化疗后就自选场所去做化疗了。这种方式并无不可,但不够妥善。因为:

(1)尽管所拟定的方案按理是标准方案或规范式的,但在具体实施过程中往往还需调整。

(2)方案实施过程中是否会有不良反应? 所出现的不良反应中,什么反应仅需解释答疑,不用具体处理? 什么反应需要留心在进一步治疗中适当防治? 什么反应应当共同提高警惕,妥善应对?

(3)在治疗过程中需监测的各项指标是否达到预期判定的程度,如有不符合治疗计划的情况,应对进一步的方案需再作修正,而不是原方案一直不变。

(4)对整体治疗过程中医患双方应实现的沟通和病情及处理的要点应有适当医疗记录。

化疗结束以后还会有不良反应吗

随着肿瘤化疗使用日益渐多,并且疗效也有提高,一部分肿瘤患者已可在治疗后长期生存甚至治愈,在治疗后的长期随访之中,有少数人或迟或早出现了某些与肿瘤化疗药物使用有关的远期不良反应,如女性化、男性化、骨质疏松、库兴综合征、肺纤维化、心肌损害、高频耳聋、白内障、精神障碍、无月经或无精子、不育症、怀畸胎等,甚或引发与化疗有关的第二个原发性恶性肿瘤。

实际上,有关肿瘤化疗相关的远期不良反应,早已被科学家的预料不幸而言中。即便是当初的科学认识水平,已认为细胞恶变是由染色体变化所致,其中的关键是细胞遗传物质基础核糖核酸起了变化,要拨乱反正,就要率先打击恶性增殖最快的恶性细胞。但是,与此同时,人体中还有一些如生殖细胞的增殖速度也相当快,于是也不幸成为"连坐",也备受打击抑制。因此,在大多数肿瘤化疗药物的说明书上,都明确警示抗肿瘤药物有致癌、致畸、致突变的不良反应。多数抗癌药在妊娠期前3个月使用可引起染色体的改变,会引起流产或畸胎。因而从安全出发,妊娠期尤其前3个月是不适宜化疗的。如必须化疗,应考虑终止妊娠。妊娠6个月后,必要时可作化疗。

一般而言,肿瘤化疗药物会分布到人体的绝大多数部位产生药物作用,只是程度不同,影响的时间不同而已。对于每个受到药物作用的患者来说,其身体器官组织的基础情况各不相同,对药物的敏感性也不同,会出现药物不良反应的早晚、程度及耐受性也会不同,以致在停用化疗很久后,某些不适或异常虽有减轻但未消除,如听觉减退、血象低下、手足麻木等。

总的说来,随着肿瘤防治工作水平的提高,近年来抗肿瘤药物的研制愈来愈受到重视和关注。在临床肿瘤化疗实施时,对

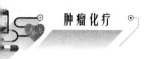

于年龄不大,肿瘤有治愈可能或长期生存的患者,有资质的化疗医师在选用化疗时已更趋慎重,相信对肿瘤化疗远期不良反应的控制会更有成效。

哪些情况需暂时停用化疗药物

目前所用的化疗药物大多具有程度不等的毒性,会对人体或某些器官组织带来一些不良反应。因而,需要在有经验的医师指导下按医嘱使用,即使这样,在进行化疗的过程中仍需密切观察毒性反应。如出现下列情况,应考虑暂时停用化疗:

(1)血象:每次使用化疗以前患者都应检查血象。一般,周围血白细胞计数低于 $4\times10^9/L$,血小板计数低于 $50\times10^9/L$,应暂时停用化疗。

(2)发热:用化疗药物前,患者如有发热,并超过 38 ℃以上,并非是由肿瘤所引起的,则应推迟化疗;用抗肿瘤药物期间,如有明显高热,也应暂停化疗或提前结束该疗程。对于肿瘤所引起的发热,肿瘤化疗是一种治疗手段,不在此例。

(3)严重的消化道反应:化疗药物引起的恶心呕吐目前多可满意控制,个别无效者不得不停药。严重口腔溃烂,严重腹痛,腹泻超过每日 5 次以上,甚至出现血性腹泻的,均应停药,采取相应治疗措施。

(4)出现重要器官的毒性反应,如心肌损害、中毒性肝炎、中毒性肾炎、膀胱炎等。

（5）过敏反应：肿瘤化疗也可引起过敏反应，但不多见。如患者出现过敏反应性斑丘疹之类皮肤改变，应及时就医。个别较严重的患者则需及时停药。但多数患者在停药数日后可消退，并不影响疗程的完成。

（6）其他：发生消化道出血，穿孔等。

肿瘤化疗的废弃物应当如何处理

目前在肿瘤临床上使用的化疗药物大多为注射型药物，临用前进行配置。最外层的应属外包装，直至剩有残留药物的玻瓶或容器，还包括药物说明书等。这些包装物沾染化疗药物通常为数不多，沾染程度与制药企业的标准化，规范化程度有关。化疗药品相关的废弃物应按医院的规定流程处理。

直接装有药物的玻璃瓶或容器，要当心其中残余粉尘和药液散落。正常人接触后需按规定的注意事项清洗，破碎容器要按规定集中处理。有的药瓶外形独特，有的还附带彩色塑料的覆盖，色彩鲜艳，逗人喜欢，有的人不知就里，甚至悄悄带回家中给小孩用作玩物，后果令人担忧。

目前，医疗废弃物的善后处理已受到高度重视，肿瘤化疗废弃物的处理是重中之重。千万不能掉以轻心。抗肿瘤化疗药物有三致性，即致突变、致畸变以及致癌变，应告诫每一个人：肿瘤化疗废弃物，"惹不起，躲得起！"

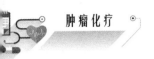

化疗后肿瘤稳定多年,又检查出疑象该怎么办

　　近些年来,肿瘤的总体治疗效果不断有改进和提升。化疗的进一步发展促进了有效药物的研制和化疗方案的改进。经过化疗以后,有一部分患者带病生存,而生活质量还算可以。但也有人的治疗效果"只能曾经拥有",若干时日之后,又出现了肿瘤的疑象。于是又忧心忡忡,不知所措。而从临床医生的角度看,大可不必急得乱了阵脚。

　　当然,首先要考虑的是旧病复发。恶性肿瘤经有效治疗后表面上恢复平静,这种情况会有多长,数月、数年、数十年、二十余年,均有可能。因而,作为肿瘤患者,在治疗后应尽量科学地康复,过好每一天,定期进行随访。一旦出现疑象,在第一时间和经治医师认真切磋。既不能讳疾忌医,自暴自弃,也不应病急乱投医,丧失时机。当前,肿瘤治疗发展很快。若干年前尚是难题的问题,现在能够很快平息,经济上负担不大,躯体上受苦不多。

　　其次要想到的是,旧病已经断根,新癌又告萌生,也就是压根儿又生了一个与原来毫不相干的新肿瘤。这在肿瘤学上称为"第二个原发恶性肿瘤"。得知这一诊断时,患者不明就里,连呼倒霉不已。甚至妄自猜想,前癌未了,新癌又生,天亡我也! 其实,从专业角度来看,生两个癌的预后并不比只生一个癌的差。在有记载的研究报告中,生两个癌的人,其肿瘤的恶性程度和临床经过往往比生一个癌的人更易于治理,并且存活时间也更长一些。

再有，患者生了一种肿瘤，基本已稳定，又患了一种疾病，与原患的肿瘤并无关联。经过细心诊治，原来的肿瘤仍无大碍。另外患的新病可经治而愈，圆满解决。

总而言之，患了癌症，化疗以后在继续随访中多年平静之中又现病象，并非大难临头。应当镇静自若，与医生配合默契，查清实况，正确应对，化险为夷并非不可能。

肿瘤化疗结束后仍然需要继续随访吗

肿瘤患者在完成初始治疗之后，不论初始治疗是手术、放射治疗还是化疗，都和负责治疗的肿瘤医生结下了不解之缘，那就是随访终身。

所谓随访就是经治疗医生与患者保持的一种经常性联系。通过随访使医生可以定期了解患者治疗后的康复情况，体现出对患者的关怀，给予患者有关的医疗指导，鼓励患者加强战胜肿瘤的信心。在我们随访的患者中，有一部分高"癌龄"患者，生存到现在已二十年以上，甚至三十年左右。

另外，尽管患者已经作了治疗，有的患者在健存若干年之后，还会有复发的可能。坊间流传，癌症初治不要紧，复发关难过。事实并非如此。通过随访和及时检查，患者虽有复发，但因在随访中，复发被发现时属于早期，早诊早治可化险为夷，躲过一劫。我们随访的患者中，"二进宫"的治好回家，"三进宫"的仍然安然无恙的也并不鲜见。

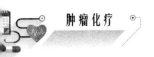
再则,肿瘤治疗之后,还可能有一些远期并发症。患者一旦碰上,由于缺少这方面的医疗知识,一时间可能不知所措。即便到基层医院去求医,毕竟事关专科业务,诊治难得要领。而若通过随访的捷径,及时就医问药,大多可解决疑难,茅塞顿开,重上坦途。

最后,肿瘤尚未攻克,对于肿瘤科学的发展,总结肿瘤发展规律和治疗经验,随访还有重要的实际意义,是不可或缺的一个重要方面。

肿瘤未全消退,化疗持续不断,能不能打打停停

在进行挽救性治疗的患者中,确实有时会处于这种进退两难的境地。一方面肿瘤还存在,大大小小,就是消退不光。所谓"革命尚未成功,同志仍需努力"。另一方面,化疗旷日持久,体质每况愈下,更恼人的是化疗的不良反应一次比一次更大。看看左右病友,一边是术后辅助化疗,说好半年六个月,完了走人。再看另一边也是挽救化疗,肿瘤化疗后见小,手术或者放疗后也将出院。夜深人静,左思右想,真是"丢掉了爹娘,回不了家乡"。继续坚持化疗,未见尽头。放弃药物治疗,又怕"追兵"来了。可奈何?

通常,大凡处理这种困境的方法是酌情为之。一种选择是降低化疗药物的用量,使化疗不良反应减轻,体质恢复较快较好,生活质量得以维持。还有一种方法是适当延长化疗后的间

隔休息时间,实质上两种方法都会导致所用的化疗的剂量强度降低,在一定程度上要影响化疗的疗效,但比完全放弃治疗或许要好些。

近年,在少数肿瘤的化疗中,已有了打打停停的探索。例如在大肠癌的研究中,细心的研究者开拓了"stop and go"的化疗用法。初步的感觉是彻底停用化疗并不好,但打打停停并非完全不宜。当然,这需要有一定专业水平的化疗专家就事论事,随机应变,至少在目前还不能泛泛而行。

怎样看待新药临床试验

就人类与肿瘤斗争的壮举来说,可以用一句套话来概而言之。"成绩是基本的,问题是存在的,前途是光明的。"此言并不为过。

就肿瘤化疗来讲,目前大概 2/3 的患者要用它,并有 1/3 的患者要靠它。

再往前怎么办?加强基础研究,积极研发新药,争取可进入临床使用,兼备有效和安全,进一步提升化疗的地位和威慑力。

新药问世,历经艰辛。无数日夜,反复试验。好不容易被批准可进入临床试验阶段,再经过"十年寒窗"的审批,看能否修成正果。

那么,我们应当如何来看待新药临床试验呢?尤其是当一个人是以肿瘤患者受试者的身份来介入如此庄重的科学研究时。

就大多数抗肿瘤新药临床试验来说,所招募的受试者多半

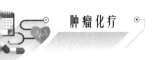

是身处"山重水尽疑无路"的困境。来此撞大运，企盼"柳暗花明又一村"的。一线药物早已无效，二线药物也无力回天，唯独"三线""四线"还在"不三不四"，尚待定夺，处于迷茫无奈之中，正好碰上了新药试验。

有幸进入试验新药组，更有幸属于用上试验新药的有效病例，成为新药试验中真正的"三生有幸"的幸运者。但若未用上新药，或者无缘于新药的疗效，就要重新等待新的机会。问题的另一方面是，新药在试验开始时还不能确定它是有效的。要在试验进行到底，经总结后经过权威部门评审，才能确定这一药物的研究结果，昭示它是一个有效新药。这时候其效果已获认可，我们才能认出哪一位正在"灯火阑珊处"。

打算参加新药临床试验，就要有献身科学的理念、实事求是的心态、百折不挠的精神，才能平和地完成合作。

什么是"靶向治疗"

20世纪，肿瘤内科治疗主要集中在细胞毒攻击性的药物，俗称"化疗药物"。随着化疗药物不断发展，吉西他滨、培美曲塞、紫杉类和第三代的铂类药物等相继问世，在各个不同类型肿瘤治疗中发挥作用。但是这些药物仍然属于不能明辨肿瘤细胞和正常细胞的药物，因而毒副反应较大。21世纪以来，随着分子生物技术水平提高，对于肿瘤发病机制的研究有了更进一步的深入。科学家意识到如果能够针对癌症的特异性分子变化给予有力的打击,可能将会大大改善治疗效果,因此引发了抗肿瘤治疗理念的大变革。医药界研制了针对细胞受体、开关基因、关键基因和调控分子等为靶点的治疗药物,医学界称之为"分子靶向治疗"。通俗来说,药物即类似"子弹",而有特定标志的肿瘤细胞或者促使肿瘤细胞生长的关键细胞成分就是靶心。靶向药物进入人体内,会有针对性地选择作用于靶点,因它只和肿瘤细胞或者特定的目标位点结合,从而破坏或抑制肿瘤细胞生长,而对于人体正常组织细胞的损害较小。新型分子靶向药物在临床实践中取得了显著的疗效,把肿瘤治疗推向了一个前所未有的新阶段。因此,分子靶向药物又被称为"生物导弹"。

为什么有的靶向治疗要事先做检查确认

恶性肿瘤是一类非常复杂的疾病,由多种基因、受体和信号通路共同作用导致的。靶向药物一般只能对特定的肿瘤、特定的患者发挥作用。随着科学技术的发展,对靶向药物的研究越来越深入,对靶点的研究也越来越精确。目前已经有多种恶性肿瘤找到了一些相应的靶点,并研制出了相应的治疗药物。例如,治疗肺癌的吉非替尼;治疗恶性淋巴瘤的利妥昔单抗;治疗肝癌的索拉非尼等等。还发现一些肿瘤尽管类型不同,但是可能存在与疾病有关的相同受体或基因位点。因此,同一种靶向药物也可治疗不同类型肿瘤。例如曲妥珠单抗既可以用于乳腺癌,也可应用于晚期胃癌的治疗。在靶向药物治疗肿瘤的时代,

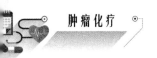

根据特征性的靶点决定治疗药物是个新趋势。

患者和家属还有一个常见的困惑：为什么患同一种病，服用同样的药物，有的人有效，而有的人却无效？恶性肿瘤的发生发展是由很多基因决定的，即便是同一种恶性肿瘤不同患者之间也存在着不同的基因类型。肺癌是我国乃至全世界发病率最高的恶性肿瘤，吸烟是肺癌重要的发病原因之一。科学家在研究中发现，吸烟和不吸烟的肺癌患者的发病机制和基因特征就完全不同。不吸烟的肺癌患者中表皮生长因子受体突变率更高，这也就解释了为什么吉非替尼对治疗不吸烟的晚期肺癌患者疗效较好。由此可见，分子靶向药物只能对一部分恶性肿瘤患者有效，而对缺乏这一靶点的患者无效。因此有选择性地挑选有特殊靶点的患者，是靶向药物治疗成功的关键所在。如何判断一个患者是否具有针对治疗药物的靶点呢？现在的科学技术发展还是比较有限，比较常用的方法是检测患者的肿瘤组织，弄清楚患者的肿瘤细胞上是否有符合相关靶向药物"打击"的位点。有了敏感的目标，有的放矢，药物才能起效。

靶向药物中也有部分药物目前在临床上不需要做靶点检测，就可以应用于恶性肿瘤的治疗。这类药物的特点是，他们的作用位点较为广谱，在大部分肿瘤中都存在。这类药物的代表就是贝伐珠单抗，这是抑制肿瘤新生血管的药物。众所周知，大部分肿瘤的生长要靠血管供应营养。贝伐珠单抗通过切断供应肿瘤营养的血管，改变了肿瘤的生长环境而发挥作用。因此，贝伐珠单抗在治疗晚期结肠癌时就不需要检测相应的基因靶点。

但是就算在患者肿瘤组织中检测到了相应靶点,也并不能说这些患者用靶向药物治疗都有效。吉非替尼治疗表皮生长因子受体突变型的晚期肺癌有效率也就60%~70%。这也就说明了任何一种类型的肿瘤发生并不是由单一基因决定的,而是有许多个基因靶点共同起作用的。以目前医学科学技术的发展水平,关于肿瘤发病基因的许多问题还是一个谜。就目前所及,不过冰山一角而已,学海茫茫,尚有待科学家们进一步探索研究。

传统化疗和靶向治疗能结合使用吗

分子靶向药物作为新颖的肿瘤治疗药物,在临床上的应用方兴未艾。如何更好地应用分子靶向药物,从而发挥其最佳疗效,是每个肿瘤科医生为之努力的目标。随着现代科技进步,靶向药物的疗效也深入人心。常常有正在化疗的患者来问,自己能否同时一起加用靶向药物进一步提高疗效。患者们期待靶向药物疗效的心情可以理解,但是他们对这类药物的了解甚少。靶向药物应用的时机是决定其疗效的关键因素之一。

一部分的靶向药物是需要与传统的化疗药物联合使用,共同提高疗效,而单独使用这类靶向药物都往往疗效不尽如人意。因此这类药物和化疗药物一起合用,起到了1+1>2的效果。这类药主要是单克隆抗体,例如,治疗B细胞淋巴瘤的利妥昔单抗,治疗晚期结直肠癌的西妥昔单抗和贝伐珠单抗等等。化疗方案往往每2~3周为一疗程,这些单抗药物使用的时间和疗程

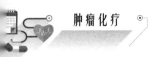

是与化疗药物同步的。往往靶向药物放在化疗前一天或前数小时应用,随后即可使用细胞毒性化疗药物。近年来,科学家们还研究出了第一个靶向药物和化疗药物结合而成的药物,就是已经在美国上市的治疗乳腺癌的药物 TDM-1。它就是靶向药物和化疗药物联合使用的典范。

另一部分的靶向药物是单独使用的,包括了吉非替尼、厄洛替尼、伊马替尼和索拉非尼等。这类药物大部分都是口服药物,每天口服,适合患者门诊应用。由于部分靶向药物取得了较为满意的疗效,因此有研究者考虑是否让这类靶向药物和传统化疗药物一起或间歇使用,从而取得更为可喜的成果呢?例如治疗晚期非小细胞肺癌的厄洛替尼在治疗 EGFR 突变的患者时取得的较好的疗效,有研究者提出在每次化疗后的间歇时间里口服厄洛替尼,观察是否能让这些患者的疗效锦上添花。现在正在做这方面的研究,但是尚没有确切答案。因此,目前还是建议患者单独服用这些小分子药物。患者究竟适合用哪种药物、怎么用,还是要根据患者的肿瘤类型、分期等多因素情况而决定。

总的来说,一部分靶向药物适合单独应用,而另一部分的靶向药物是与化疗的细胞毒性药物一起应用的。只有采用合适的靶向药物和合适的治疗方法,才能达到事半功倍的效果。

靶向治疗也会产生耐药吗

靶向药物是以改变肿瘤细胞的生长特性或者阻断其生长为

靶点,在发挥更强的抗肿瘤活性的同时,减少对正常组织细胞的影响。靶向药物在治疗恶性肿瘤时有较传统化疗药物更独特的优势,难道靶向药物就是"抗癌神药"了吗? 当然不是,所有事物都有局限性,靶向药物也不例外。靶向药物在应用过程中可能会出现耐药。所谓耐药就是,一些原来应用靶向药物治疗有效的患者,过了一段时间,药物对他逐渐失去作用。

应用有效的靶向药物怎么会出现耐药的呢? 这还是要从靶向药物的作用特点说起。各种特定的分子靶向药物是针对某种肿瘤细胞的某一个蛋白或分子起作用的,只能抑制肿瘤生长的一条通路而已。当一条通路受到抑制时,肿瘤细胞"走投无路"之际,就会不断"自寻生路",选择其他通路合成自身生长所需要的物质,继而肿瘤继续生长,久而久之可使分子靶向药物失去作用。靶向药物有效维持的时间各不相同,各个患者之间的差异也很大。治疗晚期肺癌的吉非替尼或厄洛替尼,有效维持的时间平均在一年左右。当然也有个别患者在 3～4 月后就出现肿瘤发展,也有患者治疗了 7～8 年,依然病情稳定。随着医学技术的进步,对靶向药物的认识也进一步发展。过去曾认为,只要肿瘤病情发展,就认为靶向药物治疗失效,需要换用其他治疗方案。但是目前也有研究认为,即使吉非替尼或厄洛替尼出现耐药,根据患者病情的具体分析,还是有一部患者在加用其他治疗手段的同时继续口服靶向药物,同样能达到延缓疾病发展的目的。

靶向药物还处在初创阶段,关于耐药的问题还有很多未知的因素存在,对这些药物的研究工作还在逐步深入进行。

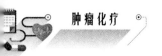
MDT 是一种什么样的概念

肿瘤患者往往需要采用多种治疗手段,包括手术、化疗、放疗以及生物靶向治疗等综合性治疗。但在现实生活中,肿瘤患者的诊治过程并非风平浪静。当患者诊断为恶性肿瘤后,家属和患者多有惶恐,一时不知所措。大部分人认为生了肿瘤后最好的办法就是手术切除肿块,快刀斩乱麻。因此千方百计找医生要求尽快手术。不少医生情急之下也常常尽可能满足患者和家属的要求。问题在于,开刀是快,但是打开一看,乱麻理不清,开刀开不净,或甚至开不掉,骑虎难下,不得已放弃手术治疗。

为了规避类似的困境,确保患者得到最规范的诊疗,体现以人为本的治疗理念。近年来,在国际上推荐以肿瘤多学科综合治疗协作组(Oncology multidisciplinary team, MDT),这种以患者为中心的现代肿瘤诊疗模式。

MDT 的概念起源于英国。1995 年英国苏格兰和威尔士的首席医学专家 Caiman 和 Hine 在《癌症诊疗政策大纲》白皮书中首次明确推荐 MDT 作为癌症诊疗的基本策略。2007 年英国率先将 MDT 的诊疗模式写入国家健康服务计划,并立法要求。

MDT 通常指来自两个以上学科的一组相对固定的专家在固定的时间、固定的地方聚在一起,针对某器官或系统疾病的患者进行讨论,形成诊断治疗的决议并由相应学科 MDT 成员执行的治疗模式。

MDT 诊治模式的关键在于：它对每个患者的评估和治疗是预先计划和规划的，可避免因为专科医师对其他专科知识更新不足带来的局限性。有机会让每个患者在治疗开始前就获得全面周到的医疗照护。

目前，我国相当一部分患者诊断为恶性肿瘤时，大多已属中晚期。手术治疗并非一定为首选。而实际上更为需要的是在初次治疗前先拟订一个整体治疗计划，可用的治疗手段，何者为首选，继之用什么方法，再后如何治……由多学科医生共同讨论一套完整治疗计划。参与讨论的几个学科的医生都有机会发表自己的意见，集思广益，最终达成一致的治疗建议。这种高效能的协作可在很大程度上避免盲目治疗，低效治疗，甚至是错误治疗。

MDT 近年来已渐在国内兴起，并初见成效，形势喜人。

白蛋白能否治疗肿瘤

白蛋白是正常人体血液中血浆蛋白的一种，主要在肝脏内合成。它对人体血管内外水分的分布有很大的影响。白蛋白含量明显减低时，血浆的有效渗透压也会降低，可导致在组织间液中有过多的水分潴留而出现水肿。因而它的主要生理作用便是维持机体血浆的胶体渗透压。此外，它在某些药物体内运输中也有一定的作用。

作为药物使用的白蛋白按其来源不同，分为人血白蛋白和人胎盘血白蛋白两种。白蛋白是用有机溶剂，在低温条件下，从

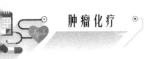

健康人血浆中提取而得的血浆蛋白制剂。在临床上主要用作血容量扩张剂,平衡机体的渗透压及补充体内病理情况下白蛋白的缺少,用以防止或救治失血性休克、虚脱和严重烧伤引起的休克,缓解胶体渗透压减低后的腹水、水肿,减轻脑水肿及大脑损伤引起的脑压升高,以及某些白蛋白缺乏症。

白蛋白并不是一种抗肿瘤药物,对肿瘤本身并没有治疗作用。诚然,恶性肿瘤可视为一类消耗性疾病。尤其晚期时体内常常会存在某种程度的蛋白缺乏,甚至有恶病质的出现。此时,若要靠补充白蛋白来弥补,往往杯水车薪,难以达到目的。对于尚能正常进食的人,多从改进营养摄入着手更为有益。只是对个别患者,白蛋白有改善症状可能的,才可在医生指导下适量使用。有的患者,如已处于肝昏迷前期或肾功能衰竭,盲目使用白蛋白,还可能导致不良后果。

一般而言,如肿瘤患者需用白蛋白,通常以用人血白蛋白为宜。

肿瘤患者是否需用丙种球蛋白

丙种球蛋白是人体血浆蛋白的一种,简称"丙球",也有人称它为免疫球蛋白。

我国目前供临床上药用的丙种球蛋白大体上有两种:一种提取自正常人血清,含量为15%左右,称为人血清丙种球蛋白。另一种由健康产妇胎盘血为原料提取而得,含量为4%左右,称为人胎盘血丙种球蛋白。

这两种丙种球蛋白都含有多种抗体。对一些感染性疾病如甲型病毒性肝炎、麻疹、脊髓灰质炎等有一定防治作用。此外，对于先天性低丙种球蛋白血症，它可以起到一定的补充丙球的作用。但是给人体注射丙种球蛋白，性质上属于一种被动免疫，这种外来的抗体归根到底并不是由机体自身产生的，因而它所能产生的免疫力并不可能持久，通常不超过2～3周。

一般而论，肿瘤患者的免疫能力相对较差，较易受细菌或病毒的感染，特别是当他们感染频发或是面临感染流行侵袭，尤其是他们白细胞水平较低时，适当使用丙种球蛋白以对抗感染是可以考虑的选择。但要是以为丙种球蛋白能增加体内抵抗力因而也可借此用来治疗肿瘤那就错了。现已明确，与肿瘤免疫主要相关的是细胞免疫，人体对抗肿瘤的免疫作用是靠淋巴细胞、巨噬细胞等通过复杂得多的机理而体现的。通过注射丙种球蛋白所增加的一些抗体，并不能起到增强人体对肿瘤抵抗力的作用。

通常，如肿瘤患者拟使用丙种球蛋白，则以选用人血清丙种球蛋白较为适宜。

肿瘤患者服药应注意些什么

肿瘤患者无论是在治疗期，或是在复原期，以及随后的随访期少不了要服药。怎么样服药还有那么一点小学问。

首先患者要好好看一下药物包装盒和说明书。先要知道药品、包装和说明书是不是一致，有没有过期？看一下药品的规格，

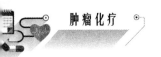

再核对每次应服用的剂量是不是照医生的建议服用的。接着了解要服用的药品是什么时候什么情况下服用最好,用什么液体服下。药丸如太大,能不能捣碎后或碾碎后再服用(注意:有的药是不能捣碎后再服用的)。有的药物已经进行过药理学研究,如按说明或照提示的时间服药,会有药量小、效果好、反应不大的好处。

其次,服药要有正确的姿势。患者应该站着或坐着服用药片,并且至少要有 100 毫升温开水送药。服用药片以后,患者最好再站立一分半钟。使药片能顺利通过食管,这是通过科学研究才得出的结论。研究发现,仰卧服药时,很多药物药品可附着在食管黏膜上,要 10 分钟左右才开始溶解,而且容易发生刺激性疼痛;即使是吞咽胶囊,进入胃部的时间也显著延长。而如果患者是躺着服药,而又只喝一汤匙温开水送药。那么,大约 60% 的情况下,药片不能到达胃部,问题就更大了。

对于有的药物,要相应采取有效措施。如有的药物可能引起恶心、呕吐。除了睡前服用较好外,必要时还可加服止吐药,而且提前 15 分钟左右服用止吐药可能更好。

最后,如家中有多人服用药物进行治疗,药物要独立放置,以免误服药物。如果有幼儿,药物应放置在儿童伸手不可及的地方。

肿瘤患者并发的带状疱疹有什么特殊性

带状疱疹是春季最易流行的一种病毒感染性皮肤病,由水痘—带状疱疹病毒感染后,潜伏在体内再发,造成沿神经支配的皮肤区出现带状排列的成簇疱疹,伴随神经痛。民间把这种病称作"串腰龙",又叫"缠腰火丹"。这是因为侵犯胸腰部位的带状疱疹占所有带状疱疹发病率的60%以上。实际上,这种病还可侵犯头、面、耳及上下肢等部位。由于这种病毒有亲神经的特点,发病总是沿神经走向,呈条带状,故称"带状疱疹"。

老年人和患有慢性消耗性疾病的人容易感染带状疱疹病毒,而且一旦染上病情更为严重,疱疹范围更大。带状疱疹也相对喜欢找上肿瘤患者。恶性肿瘤患者中又以年老体弱的为带状疱疹患病主要人群。肿瘤患者一般都经历了手术、化疗或者放疗等多种治疗手段。由于这些治疗手段或多或少都会扰乱患者的免疫系统,让疱疹病毒有乘虚而入的机会。目前对于病毒感染没有什么特别有效的抗病毒药物,多要通过患者自体免疫系统的抵抗而逐渐好转。而且,这些疱疹病毒往往会长期潜伏在患者神经附近,一旦免疫系统抵抗能力再次下降,疱疹病毒就会再次伺机而动,出现带状疱疹复发。因此肿瘤患者患带状疱疹的概率比一般人高,而且容易复发。

肿瘤患者在化疗期间如果出现带状疱疹急性发作,一般需要暂停化疗,积极给了抗病毒、营养神经、减轻疼痛等治疗。等到带状疱疹的急性期过后,疱疹消退,可以继续进行化疗。部分带状疱疹患者在疱疹愈合以后,仍然会遗留局部皮肤疼痛,时间短则数月,长则数年。这样的患者可能长期需要服用镇痛药物。

日本学者在医学文献中报告,带状疱疹患者中约12.1%合并内脏肿瘤,年老者更高,51岁以上的带状疱疹患者合并肿瘤

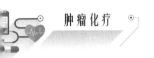

达 18％。所合并的恶性肿瘤以淋巴系统恶性肿瘤为最多,其他有胃癌、肺癌、肠癌、前列腺癌、食管癌等。这可能与淋巴系统恶性肿瘤的患者更易合并有免疫缺陷有关。

"肿瘤热"是怎么一回事? 应如何应对

恶性肿瘤有一百多种。其中一部分肿瘤比较容易伴有发热,如恶性淋巴瘤、肝脏占位病变、脾肿瘤、白血病、胃癌等。有的肿瘤进展到晚期,也容易有发热的表现。有时发热较高,不易退去;有的在发热时伴有其他症状的加重,如疼痛,扰人不宁。

肿瘤患者发热的原因是多方面的,可能与下列因素有关:

(1) 中枢神经系统的肿瘤(原发或转移)压迫浸润体温调节中枢,导致功能失常引起发热。

(2) 肿瘤生长过快,如血管供应跟不上肿瘤生长,或者由于血栓或癌栓堵塞血管,致使供血不足,部分肿瘤组织尤其是中心部位发生坏死,引起内生致热原释放,作用于中枢神经系统而发热。

(3) 造血系统恶性肿瘤,细胞大量破坏,释放大量致热源物质导致发热。

(4) 肿瘤患者免疫功能低下,放疗、化疗后骨髓抑制,白细胞减少,合并感染。

(5) 肿瘤晚期,疾病进展,肿瘤溃破感染,而引发感染。

(6) 治疗肿瘤的药物中少数可引起药物热,最明显的例子是博来霉素和干扰素。博来霉素引起的发热,如发生在淋巴瘤患者身上,需在有经验的医生指导下处理。干扰素引起的发热常显示有一定的适应性,也就是连续使用后发热往往趋于减轻而容易耐受,但大多需使用退热剂。

总体来说,肿瘤患者的发热原因各不相同,需区别对待,大体上分为:

(1)肿瘤导致的发热或简称"肿瘤热",需有效控制肿瘤后才能解除,包括手术、放疗和化疗。一般是肿瘤不除,发热不止。这类"肿瘤热"大多有一定特点:①初起时发热多准时而来,有的有预感;②用退热剂后能退回正常基础体温水平;③虽已连续发热较长一段时间,并不伴有明显消瘦或其他明显改变。具备这些特点的肿瘤热,往往可用"消炎痛"片或栓及早获效。

(2)感染热:肿瘤患者抵抗力低下,易有感染。如确诊,需针对治疗。

(3)药物热:按药物热处理。

肿瘤患者老是骨痛要当心什么

肿瘤患者老是有骨关节部位的疼痛,要当心是不是发生了骨转移。

人到中年以后骨关节疾病增多,有时骨骼部位的疼痛,往往未必会引起重视。

上述情况要是发生在肿瘤患者身上,那可要小心,要引起重视。恶性肿瘤,哪怕在治疗期间,随着病情进展会发生血行转移。在身体中转移到相当远隔的部位,骨骼就是肿瘤血行转移常常容易去的地方,甚至转移到你想不到的部位。而唯一露出"马脚"的就是转移所至部位的疼痛。这种痛因人而异,程度不同,从时好时坏发展到难以忍受。为求缓解,有的人去做理疗,甚至按摩,结果自找麻烦。有的是疼痛依旧,并无逆转,有的还愈演愈烈,不堪忍受。最糟糕的是,有少数人因此而发生了骨折,酿成苦果。

人的骨骼,自成一个系统。在正常情况下处于一种持续不断的代谢平衡状态中,一种是成骨过程,另一种是破骨过程。在体内调节下,动态进行,协调配合,达到平衡,使骨骼维系于正常状况。有的肿瘤,它会引起体内某些中介因子的变化,进而增强破骨细胞活性,使正常的平衡打破,形成溶骨性破坏,造成骨转移。

肿瘤骨转移可引起一系列问题,给患者造成痛苦和不便。生成溶骨转移的部位可出现明显不适和疼痛,有时剧烈难忍。骨骼可出现变形,由于骨骼被破坏后物理强度显著下降,容易在外力影响下发生骨折,在临床上称之为病理性骨折。有时还会伴发高钙血症。

对造成骨转移的原发肿瘤应选用有效的化疗和(或)内分泌治疗,控制肿瘤细胞,在某种程度上也控制了骨转移的发生和发展。对明显疼痛的个别部位及由于骨骼变形造成持重困难和会导致严重并发症的应选用放射治疗。

对于多个部位的溶骨性破坏,在临床上还可以选用一类骨代谢改善剂,即双磷酸盐类的药物。这类药物以抑制破骨细胞活性为其特点,可以防止和改善由于肿瘤发展而导致的溶骨破坏,减轻骨痛,有的长期应用还可能防止或减少新的溶骨转移的发生。这类药物的研发和进展比较快,目前应用最多的是第三代产品。

化疗患者的饮食有什么值得注意

肿瘤化疗随药物和方案的不同,多少会对患者带来一定影响。化疗时饮食仍需进行,因而如何配合化疗合理饮食也就成了一个要关切的问题。

化疗常常可以引起恶心、呕吐、食欲不振、味觉异常、腹胀腹泻、牙床松胀,甚至口腔溃疡等。这些因素多少都对饮食有一定影响。

首先要重视的是饮食的安排。往往在开始进行化疗时,患者在化疗中正苦于胃肠不适,而亲朋好友生怕患者进食少而营养差,因此急于要食补。结果往往好心难以如愿,患者望餐兴叹,进食不多。大家面面相觑,均有难色。实际上,这一问题处理的原则应是应势而为。患者的营养保证关键在于细水长流,以质补量。因此面对化疗或正在化疗中应当只求好过,不计眼前,能食即可,无论多少。等化疗反应基本已过,食欲萌生,自然进食。此时再投其所好,尽其所能,由少量多餐开始,再渐渐增量,如此配合默契,形成规律,才能做到化疗营养两不相误。

其次是把握好用药和进食的时间安排。化疗期间的饮食最好能避开药物作用的高峰时间。如果是静脉使用化疗药物,最

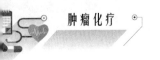

好选在空腹时进行。有高度致吐可能的药物,空腹用药最好。因为经静脉给予高浓度化疗药物后可能有恶心、呕吐,空腹可使恶心和呕吐的症状减轻。如果是口服化疗药物,可能对胃有一定的刺激作用,那么饭后服用药物就可能比较好。当药物经过一段时间后吸收进入血液并且浓度达到高峰时,胃内已经排空。此时即使有消化道反应也会轻得多。现在,比较新的药物都有十分详细的说明书,有时上面也会推荐服药时间以及用什么液体辅助服药更好,不妨看一看。

再要注意的是,进食要下功夫,巧安排。根据患者平日的嗜好及当前的可能,尽量多做些色香味形都好的食物供餐,以引起患者的食欲。食品中要多安排些高蛋白高营养的东西,并配上新鲜的水果和蔬菜等。进餐时视患者喜好可适当播放音乐或影视节目,甚至有时安排至亲好友伴餐,边吃边聊。说些引人开怀的趣闻轶事,不经意之中,进餐的食量会多于患者单独用餐时。有的患者比较接受中药,也可适当结合中药,减轻消化道反应,有时也可增进食欲,帮助消化。

以上表明的是要以使患者愉快进食为目的,所有的努力是手段。在这个具体问题上,可以各尽所能,各取所需,但求目的,不择手段。

肿瘤患者要不要忌口

关于肿瘤患者要不要忌口,或者能不能吃发物的问题,医院内外，街头巷尾，众说纷纭，莫衷一是，常常引起肿瘤患者和家属的疑虑和不安。

从目前诊治恶性肿瘤的院系来者，从医者无非是西医（现代医学）和中医中药两大门类。

从现代医学的角度来看，抗癌防癌与食物和饮食的有关讨论由来已久。但并无须忌口之说，也从未明确过什么食物是癌症发物。基本的理念是，肿瘤患者要适当合理营养，以满足与癌症抗争的消耗及基本营养的全面需要，不宜节食，也不宜偏食。在总体营养水平存在不足的时候，还应及时补给，以期重建平衡。只有健康的身体，才能有效控制癌症这一难治顽症。食物致癌，癌从口入，是人们早已料到的可能途径，屡有警示。并且也很希望在这方面能有所发现，以便在癌症基础研究中能予引用，从而加速肿瘤模型的形成和投入研究，使癌症研究周期缩短，促进有关研究得以提前完成，有益于整个抗癌大计。但探索至今，还未找到过这种确实引发癌症发生或提早发生的"发物"。

换一个视角，我们再来审视一下中医中药。这就说来话长了，忌口之说在我国起源很早，甚至也可以称作是"国粹"。早在我们祖国医学奉为金科玉律的中医典籍《黄帝内经》之中已有忌口论述。及至汉朝以后，内容更为丰富充实，并直指要害，明确表述："所食之味，有与病相宜，有与身为害"。患病以后，饮食适当，有利于身体康复，如饮食失当，则于身体有害。这一理念适用于所有疾病，癌症当然亦不例外。久而久之，忌口已作为中医治病辅助手段，重视至今而不衰。中医中药治疗疾病时，除了循规蹈矩，辨证施治而外，还十分讲究善用阴阳五行。病中的忌口,要结合辨证,患者所进的食物也要与治疗原则及方案互相呼应,否则就不能与患者病情相应。

总而言之,忌口是中医调护患者的一种传统。在用中医中药治疗肿瘤期间,应予尊重,不应随便否定。但也需灵活处置,不能盲从。应因病而异,因人而异。根据需要,合理施行。

肿瘤化疗患者的生育问题应如何应对

这个问题需要从以下两种情况来进行讨论。第一种情况是患者已诊断明确患上了癌症,而且病情进展较快,恶性程度并不低,需要及时启动化疗。同时患者也明确证实怀上了孕。此时,急需当机立断,合理应时。对属于妊娠前三个月的患者,最好不要进行肿瘤化疗。因为这一时期的胚胎发育正处于对化疗十分敏感的时期。肿瘤化疗药物大多为"三致产品",即致癌变、致突变、致畸变。用上了后果难以揣测,故以不进行化疗为宜。如必须化疗,则应先果断终止妊娠。妊娠3个月以后,如需化疗可酌情处理。应去有资质的专业医院就医。目前是资讯时代,大多数化疗药物已在相关书刊及资料中记载了和妊娠相关的医学信息,可作为决策时的参考。若妊娠已到后期,化疗不良反应明显,有提前结束化疗的意愿,并且也有可能提前结束妊娠,可以与经治医师共议后,予以解决。

肿瘤和治疗并不影响女性肿瘤患者的生育能力,生育仍是可能的事。那么是生育好,还是不生育好? 应当三思而行。母亲伟大世所公认,做母亲的权利是每个女性引以自傲的,问题就出在患了肿瘤上。癌症并不是严格意义上的遗传性疾病。肿瘤患者所生育的子女并不一定也会遗传上肿瘤。但毕竟有的时候还是与肿瘤之间有若隐若现的关系。如是这种情况,应当事先做好功课,向有关医学单位咨询。有碍则罢,无碍则育。其次,对于一个患上肿瘤的已孕妇女,从医学上考虑,不再怀孕和生育是上策。妊娠期间,身体消耗较大,体内内分泌变化和免疫机能的改变都容易促使肿瘤发展。即使患者原已达到临床治愈,但在怀孕后也会有一部分人会出现肿瘤的复发和转移,需要医学干预,还不排除会殃及胎儿。

最后,尽管患过肿瘤,如果生育仍是一个挡不住的诱惑。目前认为,最好选择在完全停止化疗两年以后再妊娠。在此限之后,如生育再发生相关问题的机会很少。已有相关资料表明,不少女性患者所生育的小孩,非但能正常发育成长,而且体格、智力等方面也并无逊人之处。

化疗患者是否还适宜哺乳

通常癌症化疗患者是不宜再亲自哺乳的。因为哺乳会大大增加患者的体能消耗,使其体能进一步降低,对于控制肿瘤十分不利。事实上,在哺乳期肿瘤有生长加速和出现扩散转移的现象屡见不鲜。若是乳腺癌患者更是如此。因为哺乳会促使垂体分泌催乳激素,催乳激素水平的提高,会促使乳腺癌细胞生长,

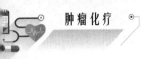

对病情不利。

此外,对于尚在接受肿瘤化疗的患者,由于不少肿瘤化疗药物可能会分泌到乳汁中而授予婴儿,其不良后果难以揣测,也是哺乳期肿瘤化疗患者不宜哺乳的一个更应引起重视的原因。同理,即使并非化疗药物,其他药物(比如,抗生素),也会有一部分可能经乳汁后喂饲给了婴儿。一般的药物说明书均已有标示,较新的药物手册上也大多已明示,均值得关注。

肿瘤患者是否适合运动

老生常谈"生命在于运动"。街头巷尾也都说,运动的人少生癌。现有资料表明,在癌症治疗和复原期间,运动不仅是安全和可能的,而且有助于改善身体的功能状况,使生活质量有所提高。

美国抗癌协会建议癌症患者确诊后尽快恢复正常的日常活动。每周活动量目标至少150分钟,包括训练力量每周至少2天。如果体力及医生允许,每天散步或打太极拳30分钟,1周5次以上。如果体力较差或尚未开始锻炼,经医生同意后,可先每天锻炼5~10分钟,然后再根据自己的身体感受进行调整。倘若感觉很累,暂停无碍,等体感合适后再继续进行。

适当地锻炼有助于癌症治疗,能够保持和改善体力,使身体平衡能力更好,有助于减少跌倒和骨折的风险,使肌肉避免失用性萎缩。由于坚持不懈的锻炼,患者一系列疾病的风险得以降低,包括心脏疾病、骨质疏松、血栓形成以及焦虑和抑郁。通过锻炼,可减少疲劳,减轻恶心,体重得以控制,患者的自尊心有所提高,并且增强了自信心及战胜疾病的信念。

到了治疗结束后的康复期或恢复期,可缓慢增加锻炼时间和强度,此时需注意的是患者仍然是病人,不能与普通人等同。对普通人是中等强度的活动,对有的癌症患者已可能属于高强度。实际上,在有条件的情况下癌症患者的运动要寻师访友,求教咨询,不断调适,从长计议。

总之,癌症患者可运动,要运动。并且要讲究:有氧锻炼,量力而行;重在参与,不论高低;循环渐进,灵活调整;贵在坚持,养生延年。

肿瘤患者如何处理好睡眠问题

与正常人或患其他疾病的患者一样,肿瘤患者也会失眠,或许失眠的人还更多一些。

失眠与头痛、发热等一样,只不过是一种症状,而并不是一种疾病。失眠的原因很多,包括中枢神经系统的兴奋和抑制失调、病痛、药物以及不良习惯等。对于肿瘤患者,精神压力和生活安排不当常常是引起失眠的重要原因。失眠使患者得不到充分休息和睡眠,非但使体力下降,精神不振,而且还可能会降低抵抗力,加重病情。

一个人患了肿瘤以后往往会由于对疾病及治疗的恐惧心

理以及随之而生的种种联想而导致情绪紧张,思虑过度。从而使体内的抑制因素相应减弱而长期处于兴奋状态。因此久久不能入睡,常醒,及至早晨又疲惫不堪,不愿起床。有的人在此基础上又开始转为总是担心失眠,结果适得其反,反而经常失眠。

肿瘤有别于其他疾病,治疗康复过程延续时间较长。而且一次患癌,随访终生。有的患者一开始对肿瘤就具有较为正确的认识,对治疗有充分的信心,合理安排生活,黎明即起,适当活动,午后小憩,养长生息,夜不迟眠,安然入睡。这样的肿瘤患者大多治疗经过顺利,疗效和预后都比较好。

对于肿瘤患者,要注意做好以下几点:①生活规律、充实,各尽所能,各取所需;②睡前清静,避免一切造成脑力或体力激动的因素;③卧室通风,温度和湿度适宜(大约 20 ℃或按自己需要),灯光幽雅,避开噪声;④晚餐勿过饱,饮料清淡,避免刺激。⑤必要时可临时服用安眠药。

物极可反。肿瘤患者也不宜多眠。过多睡眠和长时间卧床,可使肠壁紧张度减弱,久而久之容易产生便秘,身体趋胖,肌肉松弛,亦会使人体抵抗各种疾病的能力减退。

还需要提一下的是药物对睡眠的影响。举例而言,最普通不过的是皮质激素类的药物,如泼尼松、地塞米松等。临床治疗中,常会用到,治疗疾病会用它,如淋巴瘤、前列腺癌等;减轻药物反应也会用它,如紫杉类药物、铂类等,还有其他需用的情况。解决这方面的问题在于密切医患之间的沟通。不要医生用了患者不清楚,患者兴奋不眠却不知失眠原因,胡思乱想。

肿瘤患者是否可用按摩进行治疗

如今按摩治病应用日益广泛,甚至已是休闲养生的经常性项目。但肿瘤患者是否适于按摩,却并非简单一问了事,而要具体情况具体分析。

原则上,肿瘤部位不宜按摩,无癌远隔部位不在此限。

肿瘤部位不能按摩是为了防止或减少肿瘤细胞脱落,防止肿瘤细胞进而转移他处。与正常组织相比,肿瘤组织结构要松散得多,生长无序。不去碰它,瘤细胞还要脱落游离,移动他处。一经按摩,肿瘤细胞乘机脱逃,转移更是变本加厉。因此,肿瘤部位要是进行按摩,不免雪上加霜,越按越糟。但是肿瘤患者也有病症发生在非肿瘤部位而又适宜用按摩治疗的时候,这些部位做按摩合情合理,并无不当,无须顾虑。关键是有无转移君知否?

再进一步思索,在开始考虑给肿瘤患者按摩前,不妨多一层心眼。先由主治肿瘤的医师仔细帮患者做一下全面的回顾性评估。甚或进行一下 PET-CT 或其他相应检查,排除一下是否存在无症状的骨转移。如果已存在骨转移,不宜实施按摩。否则除了促使进一步转移之外,病理性骨折也接踵而至。曾经有过患者因肺癌就医,因背痛而求治,仅做了初步的检查便进行了背部按摩,结果背痛反而加重,躯体却发生了截瘫。再回头详查,方知胸椎某节椎体已因用力按摩而粉碎性骨折。

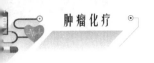

要不要帮助癌症患者减轻心理压力

人们早已注意到,癌症不单纯是一种躯体疾病,更应该把它看成是一种身心疾病。癌症患者的心理反应较为复杂,但也并非毫无规律性可言。

在患病初期,癌症患者的心理状态大致上可分成三个阶段。在癌症刚被确诊时,由于事出突然,尚存侥幸,常常希望并非事实。因而往往并不急于接受抗癌治疗,而热衷于四处就诊,八方问医。此为第一阶段。而后自知已患癌症,确定无疑。于是相应情绪剧变,或压抑消沉,或焦虑不安,粗暴乖戾。再后为第三阶段,大部分患者渐趋重新恢复心理平衡。

已有大量事实证明,癌症患者的生存期,并不仅仅取决于疾病的程度。患者自身的情绪也与之密切相关。若能设法减轻患者的思想压力,迅速恢复自控,稳定情绪,可对延长生命起很大的作用。因此,家属和医护人员有责任尽可能帮助患者尽快度过第一、第二阶段,使之顺利进入第三阶段。不时鼓励安慰,帮助树立信心,减轻癌症患者来自方方面面的种种心理压力,保持心绪舒畅,不断强化与疾病斗争的意志,坚韧不拔,一心求生。

接着在治疗过程中也会出现心理紊乱,主要是对治疗措施的畏惧和疑虑。等到进入康复阶段后,担心复发又往往成了患者心理上的重负,重建心理适应能力就显得格外重要。

肿瘤患者在诊治和康复过程中产生的心理问题,主要靠家属和相关医务人员见微知异,及时发现,耐心解释,适当疏导的个体化处理来帮助解决。有的患者的心理问题由于得不到及时解决,会有可能进一步成为精神障碍,较多的是抑郁,也有的是焦虑。可在医务人员的指导下,视具体情况,在必要时用相应药物治疗。个别心理问题难以化解,在家属、亲朋好友和肿瘤医师帮助疏导后未见好转的可求助于心理专业医师进一步诊治。

古往今来,心理调适在健身养生,防病治疗中为大家所重视。我国古代医学家早就提出"心动则五脏六腑皆摇"。连古典文学名著《红楼梦》也早已提醒人们要"养身先养心"。无独有偶,古希腊医圣希波克拉底也早已告诫:"人的良好情绪是自己疾病的良方"。真所谓天下英雄,所见略同。总之,帮助癌症患者减少心理压力,保持心情舒畅,是战胜癌症的内在动力,是"不战而屈人之兵"的上策。

化疗患者是否可以饮茶

"茶为国饮",中国人喜欢喝茶。那么,一个人患了肿瘤之后,如果还在接受化疗治疗,是否还适宜继续保持饮茶的生活习惯呢?

研究表明,茶叶中的成分复杂繁多,有一些成分或物质是有抗癌作用的。因此癌症化疗患者喝茶无妨,甚至有利抗癌。茶叶还能减轻放射线的辐射损伤,有抗放射的作用。有的化疗药物在使用期间要求适度水化利尿,以利于化疗代谢产物排出体外。在这种情况下,饮用茶水,一方面补充了水分,另一方面茶

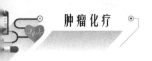

水利尿又促进了排尿,可谓相得益彰。

另从一种角度审视,茶叶中的鞣酸相对比较多,它会妨碍维生素和某些营养成分的吸收。这对气虚血亏的患者来说,多饮茶及饮浓茶不一定有好处。此外,患者如在服用中药,若同时饮茶,有可能导致中药的吸收受影响。变通的办法是隔开时间饮用,或遵医嘱。

饮茶品种,习惯即可,无须追求名贵珍稀。清明前后采摘,可避开农药,不失为智者之虑。

肿瘤化疗患者能否服中药

肿瘤化疗是治疗肿瘤的重要手段,应用化疗的患者人数众多,时间长久。肿瘤患者和家属在用化疗治疗肿瘤的过程中,常常会提到能不能在化疗期间服用中药。设想从整个治疗过程来考虑,是不是可能疗效快一些,或者效果好一些,最好是既快又好。

事实上,化疗有效、有用,毋庸置疑。但是到如今,仅有十余种恶性肿瘤用化疗明确有效。而恶性肿瘤多达百种以上,余下的大多数肿瘤疗效好的少,疗效欠佳或者反反复复的是大多数。路在何方? 其次,化疗并非人人皆可用,到时便上。化疗要符合一定的指征。当化疗到一定程度,营养不足,体能不支,相关检查不达标。医生坦言,继续化疗尚需等待时机,患者和家属也实在力不从心。于是化疗不是推迟,便是减量,甚至暂时停止化疗。

另一方面,中医中药,历史久长,理论独到。同时也累积了许多与肿瘤抗争的宝贵经验。从另一角度也是防癌治癌的有用支撑。中医中药虽然对肿瘤的针对性和杀伤性不算强,但能以兼顾局部与全身见长,对整体机能和调节有独到之处,能够做到"总有一个办法适合您"。光凭这一点,对久治无效,无计应对的肿瘤患者和家属就不至于束手无策。

长期以来,做化疗,服中药,中西合璧,相辅相成,已摸索出一些可贵的体会和经验,丰富和充实了抗癌的智库。从目前的证据和经验来讲,至少有以下帮助:

(1) 改善不适症状,改进生活质量。随着症状改善,痛苦减轻,生活质量提高,患者的心理压力随之减轻,也增强了与癌症斗争的信心。

(2) 减轻癌症患者在放疗、化疗中的毒副反应(减毒),增强肿瘤对放疗、化疗的耐受性和敏感性(增效)。

(3) 提高和调整机体的免疫功能,有利于抗瘤作用的发挥,有助于降低复发和转移,从而提高远期治疗效果。

科学抗癌,正确提升中医中药抗癌正能量,既有益于中医中药在抗癌研究中的健康发展,也有益于肿瘤患者在治癌养病中安度时光。从目前来说,在肿瘤治疗领域中,在处理原发肿瘤,控制肿瘤复发和转移等主要方面,仍应以手术、放疗、化疗以及靶向治疗为主。单纯依靠中药来防止癌症复发和转移,尚有待时日。同样,中医中药只是肿瘤综合治疗的方法之一。目前中医中药也还不能独当一面,在肿瘤治疗中不能代替手术、放疗和化疗。

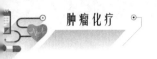

肿瘤患者日常生活起居要注意些什么

肿瘤化疗患者通常以中年以上居多，年纪轻的要少些，青年人更少一些。当然，患者年龄分布常常还和肿瘤种类有关。患者在进行化疗或完成化疗以后要经过一个病后康复、居家长住的时期。在这漫长的岁月中，重新建立自己的新生活，并且过得好，活得出彩，这需要个体化的治疗方案。当然，也有一些规律可资参照。

最为重要的是要相信科学，相信医学的进步。居家养病是抗癌斗争的继续，是全面康复的开始。有明确而坚定的目标，才能有与众不同的结果。

肿瘤患者常常因为长期的医疗过程打乱了自己的生活节奏和规律。一旦病情已缓解或者相对稳定，就要着手逐步重建新秩序，使体内各系统功能适应规律性的变化。因此，起居的首要问题是规律化安排自己一天的内容，有序进行，包括起床、进餐、服药、体育活动、娱乐、休息和睡眠等。有规律的生活才不至于感到昼短而夜长，夜长而难眠。千万不能懒睡不起，非卧即躺，终日仰望天花板，成天长吁短叹。

生活中有很多对健康有益的兴趣和爱好，可去发现，可供充实和完善。琴棋书画，吟唱听乐，可以使人生更为多姿多彩。现在的书刊尤其丰富多样，特别是视听资料更是不计其数。不同层次、不同爱好、不同兴趣的人都可找到自己的需要。

在日常生活中要保持情绪稳定和乐观。居家休养时,既要养身,又要养心,以达到心身两方面的稳定和平衡。有的患者病情已经相对稳定,如果突然因受到精神创伤和打击而情绪波动,就会导致免疫功能下降,而使病情复发,恶化。

前面提到过,身患肿瘤,治愈康复,真所谓是:大难不死,必有后福。目前经治疗的肿瘤患者,已经度过 5 年、10 年生存期的不在少数,20 年以上的患者也并非凤毛麟角。如果一直是足不出户,闭门隐修,那也太亏待自己了。随着体力恢复,身躯健康,相约亲友,结伴外出,走出小家,融入社会是应当考虑安排的。现在市政建设年年有新貌,展览演出创意无限,业余生活丰富多彩。天气宜人,三五挚友,散步郊游,闲情逸致,也别有情趣。自得其乐,过好每一天是坚信明天会更好的正能量的不竭源泉。

怎样当好肿瘤患者的家属

一旦亲人中有人得了癌症,亲属不免会环顾四周,看周围有多少人患癌之后成为幸存者,很想知道人家是怎么把患者照料好的。

一个癌症患者治疗的成功与否与医生、患者以及家属的配合分不开的。而治疗的圆满更是与患者及其家属的配合密切相关。当一个人被确诊为患上了癌症,家属除了是患者生活上的照顾者之外,实际还起着一个"医生助理"的作用。有一些基本知识,家属如果能从不知道到掌握,成为一个尽心称职的家属,那么肿瘤患者就有幸了,全家都有幸了。

首先要认识到,在今天至少一部分肿瘤并非不治之症。掌握了"三早"这一关键,不错失诊断和合理治疗的良机,一部分肿瘤是可以治好的。

其次,如果患者已有肿瘤的"蛛丝马迹",刚越过了讳疾忌医的误区,千万不要马上又投入病急乱投医的盲区。当前在市场经济的影响下,癌症诊治上的乱象有所显现。广告满天飞,代言处处有。有些算不上是药物的保健品说成是比正规药物更灵验,真是"外面的世界很精彩,外面的世界很无奈"。殊不知,近些年来,肿瘤诊治又有了很大的进展,尤其是一些较为常见的恶性肿瘤。经过国际学术组织组合,各国权威专家切磋会商,肿瘤诊治效果已有了长足进步。其群策群力的经验和智慧,具体及时地体现在一些极具指导意义的指南和规范之中,且不时更新改进,使得不少初治的肿瘤患者可避免误打误撞,可少吃苦头,而且效果喜人。在这方面,可以说,"良好的开始是成功的一半。"抓紧、抓准、抓住初始治疗这一关,十分关键,非常重要。

接下来需要做好事情可以用八个字来概括,即"内紧外松,细致入微"。研究表明,患者家庭成员的恐惧和顾虑非常容易影响到患者。国内多数的情况,医生和家属是"实话实讲",而医生对患者则多有保留。因此,患者往往通过对患者家属的察言观色,或是说话听声,锣鼓听音,来扩大对自己病情了解的信息量。为了避免对患者产生不必要的心理影响,患者家属的城府必须要深。另一方面,患者因为疾病,因为治疗反应,因为心理调适一时不到位,有时难免要么寡言少语,要么怨声不绝。作为患者家属,见机因势利导十分必要,有时则只能忍辱负重。这是一门需要不断自学成才的艺术。

总而言之,肿瘤患者和患者家属之间是一种缘分,患者家属只要持有"你若安好,便是春天"的心态。那么,不管是在病房,还是在家中,都会春意盎然。

是否应让肿瘤患者了解病情

在 30 年以前,这个问题,可以说是肿瘤医生最常碰到,几乎所有肿瘤家属差不多都会特意问及的。而在肿瘤高发、疗效改进、可防可治的今天,对这一问题已无须左右为难。

现在,环顾四周,至爱亲朋,患过或者正在患着肿瘤并接受着治疗的肿瘤患者并不少见。患癌不足惧,早诊早治好。虽非人尽皆知,却也家喻户晓。

其次,当前接受抗肿瘤治疗也并不骇人听闻。肿瘤外科治疗相继规范化、微创化,且损伤小、康复好。肿瘤放疗设备屡屡更新,治疗简洁合理,既安全又有效。肿瘤内科治疗药物多、方案新,实施简便,甚至部分口服药物可居家治疗,并且总体疗效水平不断提高。

再则,肿瘤康复之路已走出医院,面向社会,形形色色的肿瘤患者联谊活动日益广泛。医患沟通,患患相惜,再加上不少热

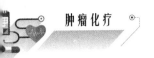

心的志愿者穿梭其间,使抗癌协作,互相支持的氛围健康发展。在这样有利的条件下,逐步向肿瘤患者透露他的实际病情,让患者从医患两头汲取抗癌知识和经验,增强与癌症顽强抗争不屈不挠的信心和决心,最终赢得最佳疗效是有百利而无一害的,并且还可进一步增添抗癌大业的正能量。

要是一个人患了两种癌该怎么办

一个人患两种或两种以上的癌,比较少见,但也是有的。医学文献中曾记载过最多的一个癌症患者,一生中先后患了九种癌。最后被第九种癌"击"倒。这种在一个肿瘤患者身上,同时或先后在不同器官发生的两种以上的恶性肿瘤各不相干,部位、组织形态各不相同,并有各自的转移灶,在肿瘤学上称为二重癌、三重癌、重复癌或多原发癌。

同一个人为什么会患两种以上的癌呢?可能有关的因素是:①抗癌免疫能力低下;②致癌物作用于不同组织器官;③多次接受放射治疗或化学治疗;④遗传因素,肿瘤高发家族史;⑤职业因素。

虽然,从社会上来看,重复癌并不多见,但从发病率来看却在增多。从医患双方来说确实也是一个值得引起重视的问题:主要是担心贻误病情及治疗。同时发生两种癌,尤其是一种癌临床表现明显,得到了及时诊治,而另一种癌的临床表现不明显,"隐身"上场,那就很容易造成漏诊,耽误了治疗时机,直到恍然大悟,为时已晚。另一种情况是先后患上两种癌,也被"乱点鸳鸯谱",将第二个复发癌误诊为第一个肿瘤治疗后的复发或转移,造成错治。此外,从肿瘤治疗的角度,要重视第二个原发恶性肿瘤的研究。提高治疗质量及防治远期不良反应,尽可能避免过度治疗。

一旦发生了重复癌,倒也无须过分惊慌。先后发生的重复癌,先后循序治疗即可。同时发生的重复癌,在查明各自的情况之后,按对生命的威胁程度及治疗的可行程度能兼治则兼治,不能兼治的分而治之。按我们的经验,重复癌的治疗效果并不比单一癌更差,光凭这一点,就大可不必过分忐忑不安、愁眉不展了。

化疗在目前的肿瘤治疗中究竟有多大作用

环顾当前的肿瘤治疗,犹如上演一部"三国演义"的大戏。肿瘤外科、肿瘤放疗和肿瘤化疗形成三足鼎立之势。通常是你方唱罢我登场,也有两家联合作战的时候。

肿瘤化疗一般全身应用为主,因而常称为全身化疗或系统化疗,但也可局部使用。

全身化疗主要用于全身性的恶性肿瘤,包括:①淋巴血液系统的恶性肿瘤,这一类肿瘤大多在起病时已为全身性疾病;②大多数恶性肿瘤的晚期阶段:恶性肿瘤已发生远处或多处远处转移;③局部肿瘤已进行根治性治疗,但还有潜在的远处亚临

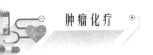

床转移的可能性。

经过有效并规范的治疗,以化疗为主可治愈的恶性肿瘤有10种以上,包括:绒毛膜上皮癌、恶性葡萄胎、儿童急性淋巴细胞性白血病和急性粒细胞性白血病、成人急性淋巴细胞性白血病和急性粒细胞性白血病、霍奇金病和非霍奇金淋巴瘤、睾丸精原细胞瘤、肾母细胞瘤、尤文肉瘤、视网膜母细胞瘤和皮肤癌等。

还有一些肿瘤,经过有针对性的化疗可使病情有一定程度的缓解,使生命有所延长。这是指多发性骨髓病、骨肉瘤、慢性淋巴细胞和粒细胞型白血病、神经母细胞瘤、肺癌、胃癌、肝细胞肝癌、结直肠癌、乳腺癌、卵巢癌、子宫内膜癌和前列腺癌等恶性肿瘤。对具备可行条件的这类肿瘤的患者,不经化疗即放弃治疗并不可取。

其他如头颈部肿瘤、软组织肿瘤、黑素瘤、恶性神经胶质瘤和膀胱癌等恶性肿瘤,化疗后也往往有不同程度的疗效。

回眸肿瘤化疗的发展历程,从20世纪40年代开始,已跨越半个多世纪。前30年初创阶段,举步维艰,药少、效差、反应大,患者忧心忡忡,医生决心不大。后20年关键性药物问世,所谓70年代阿霉素,80年代顺铂,疗效显著。再加上应用日广,辅助化疗崛起,20世纪90年代后紫杉类等新药屡战屡捷,支持治疗强劲发力。使系统化疗更上层楼。世纪交替,靶向治疗异军突起,肿瘤化疗面目一新,愈演愈盛。目前,在肿瘤治疗水平先进的国家和地区,60%以上的癌症患者在其病程的不同阶段接受过化学治疗。肿瘤总体疗效的1/3以上由化疗所贡献。

肿瘤化疗何时可了

在日常肿瘤化疗诊治的工作中,如果让患者或家属选择三个他最想得到回答的问题时,其中一个会是:"要做多久化疗?"

适于应用化疗的肿瘤,或是对化疗敏感有效的,或是中等敏感的肿瘤,大体上的治疗规律是先行诱导化疗(初始治疗),在产生一定效果后,经历早期肿瘤退缩被控、达到部分消退(缓解)后,继续进一步治疗或强化治疗,以期达到完全消退(缓解)。然后在巩固治疗后,停止治疗,继续随访。在部分消退后或又有进展的还可采取挽救治疗。已符合一定条件的也可在此时转而进行有效的局部治疗,以期暂停化疗。

当前肿瘤治疗已进入以循证医学为指导的时代,各国都有适用的指南可提供相关指引。可惜由于肿瘤类型太多,实际上并非所有肿瘤皆有门当户对的指南可供遵循。另一方面,虽说找到了相关指南,但在临床上具体到患者个体本身,情况又不尽相同。通俗一点说,指南提供的是"均码",患者的实际情况是个码,因而灵活调适仍然十分必要。具体的化疗使用以及结束的时机、后续的随访和处理还需相机拟定。应当考虑的因素有时仍有不少,包括肿瘤本身,肿瘤患者和亲属以及经治的医生。在实际实施中,"智者千虑,必有一失"是有的。但"三个臭皮匠,顶个诸葛亮"也是有的。充分沟通,合理担当,目标一致是了断化疗永远的秘籍。

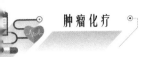

肿瘤患者转院治疗要注意什么

一般而论,肿瘤患者就近医治,尽可能在一个医院内完成自始至终的诊断和治疗,较为可取。但是,在目前,肿瘤患者转院治疗并不少见。其原因不外乎:①到专业水平更高的或上级医院去继续诊治,以期及早明确诊断,并且尽快开始有效治疗;②遇到疑难杂症、少见肿瘤,并非就近医院力所能及。为了下一步能及时开展诊疗工作,在转院时应做好以下准备工作。

(1) 如果从当地转去外院、外地治疗,在地方法规中有相应规定,应办理好有关手续。

(2) 如果在首诊医院,已做过肿瘤病理诊断,那么最好能带上病理标本(肿瘤细胞学涂片或肿块组织切片)以及该院的病理报告。这样,到了接受转诊的医院只需对原有病理标本进行复查,会诊便可做出诊断,不必再次进行病理检查。有的患者未能带上病理标本,又不愿再回去借病理标本,以为宁愿再做一次组织活检也能解决问题。这个想法是有问题的,倘若再次做病理结果未找到肿瘤的存在,并不能否定第一次检查的结果。有时由于病情的复杂性还存在前后两次结果不一致的情况。因此原先做过病理检查的标本应当带上。再有,近一二十年来病理学科的发展十分迅速,能检测的项目今非昔比。从免疫组化到基因检测,在肿瘤专科医院中要做并能做的检查多之又多。对疾病的进一步诊治常有帮助。因此,带着第一次的病理标本是必要的。当然,其他的检查结果,如影像学检查、化验检查等也都应带上备用。

（3）如患者已在前治医院进行过手术治疗,则应带上下列资料:①手术前的病史和检查情况;②手术记录(包括手术方式,手术经过及术中所见);③手术切除标本的病理切片和(或)蜡块;④手术后的其他治疗情况。这样,接受转院的医院才能尽快地对患者的病情有一个较为全面的判断和估计,有利于下一步治疗计划的制订。

（4）如果患者已在某医院进行过放射治疗,这时应带上原来治疗的放疗计划和执行情况,以便进一步完成放疗或采取相应措施。

（5）有的患者原来已进行过化疗,则需请原治疗医生写明原来的化疗经过,包括曾使用过的药物和化疗方案,化疗疗效及不良反应。用过的化疗药物总量及最后一次进行化疗的时间。

（6）晚期肿瘤患者,尤其是终末期患者,病情重笃,一般不宜再转院,以免意外。

怎样看待肿瘤标志物的变化

肿瘤标志物(Tumor Marker，TM)是指由肿瘤细胞产生,能够进入体液,可反映肿瘤细胞特点的一类小结构生物分子。理想的肿瘤标志物应当能够在血液中检测到,并有提示意义,能说明与什么组织器官有关联。然而,令人遗憾的是,能起到这样标志作用的东西尚在理想之中,至今未成事实。

与其他大多数人类疾病不同,恶性肿瘤在人体中是由体内细胞恶变而来的。因为恶变,所以有异常产物。这些异常的分子,看似正常,但数量陡增。或是原来体内并不存在,属于新生而成,会随肿瘤长大而增多,随肿瘤退缩而减少,可反映肿瘤的变化。这样的生物小分子就是所说的肿瘤标志物。

到目前为止,检测肿瘤标志物的单位很多,列入检查的项目也不少。但除了前列腺特异性抗原(PSA)之于前列腺癌,甲胎蛋白(AFP)之于原发性肝癌。目前临床上所检测的大多数肿瘤标志物都因其早期敏感性很低而并不适宜用来协助进行肿瘤早期诊断。实际上更多的是用于疗效评估,监测肿瘤转移或复发。其原因不外乎:①检测仪器的敏感性还不够;②肿瘤早期,体积太小,释放的肿瘤标志物太少,甚至与正常人的水平相差无几,不能产生有肯定意义的结果;③特异性不够,甚至有些良性疾病也会升高。至今,绝大多数肿瘤都还没有它的自身特异性肿瘤标志物。离"一物一瘤",对号入座,还相差很远。目前临床上已应用的一些广谱肿瘤标志物有可能在不少肿瘤中都会出现升高,略有高低,犹如雾中看花,并不一定说明什么。实际上,引起肿瘤标志物升高的因素是多方面的,比较常见的情况有以下几种:

(1) 患有恶性肿瘤,一般肿瘤标志物含量会有明显升高,但也并不是所有恶性肿瘤都会引起肿瘤标志物的升高;

(2) 正常人也有可能会升高,尽管肿瘤标志物由肿瘤细胞所产生,但在正常组织或良性病变时同样可以产生。比如吸烟者癌胚抗原(CEA)会升高,孕妇体内甲胎蛋白(AFP)水平会升高,男性随年龄增高前列腺特异性抗原(PSA)也会逐渐升高等。

(3) 存在一些其他的影响因素;有时使用一些药物也会影响

到 TM 的结果,如使用从动物细胞中提取的生物制剂或接受过鼠单克隆抗体制剂治疗或诊断等情况。

肿瘤标志物的检测要注意连续定期进行,要注意绝对数值,但有时数值变动的趋势更有参考价值。检测单位最好前后一致,不同检测单位间数值不同也是可能的。

近年来,在临床上有一部分患者对肿瘤标志物的升高存在困惑纠结的心态,甚至驱使他们四处求医。当今有些体检项目中也列入了某些肿瘤标志物的检测。碰巧有一、二项标志物超过了正常上限,使有的人误以为"大祸临头"。其实是没有必要的。前已提及,肿瘤标志物并不能一锤定音、一高定癌。首先,要排除其他相关干扰因素。其次,应选择有一定资质的医院连续检测,如屡查屡高,甚至高到一个相当显著的水平,才值得有针对性地去走访相关肿瘤诊治专家,进一步做有关检查,以获得较确切的诊断或解释,并进行适当的处理。

恶性肿瘤能治愈吗

长久以来,社会上有一种说法:"是癌治不好,治好不是癌"。这种说法过于偏颇,并不符合实际情况。

事实是,癌症治好的患者历来就有,但比较少。过往久远的年代里,在早期获得诊断的癌症患者少,治疗相对缺少有效经验和手段,以致效果欠理想。近些年来,肿瘤防治工作已有相当进展。在20世纪初癌症被视为不治之症,癌症患者几乎难免一死。

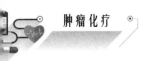

而在当前,每两个癌症患者中至少已有一个可幸存。

所谓治愈癌症,往往是指从机体内彻底消灭包括转移和扩散的全部肿瘤细胞,不再出现肿瘤的复发。有的癌症患者甚至在以后由于其他原因而死亡。或者是因为其他疾病进行手术时,也未能在他们身上找到原有肿瘤细胞的病灶。在肿瘤研究工作中,为了比较上的统一和方便,我们都习惯以五年生存率作为一个参照的指标。这是指在一个癌症群体中,患者在治疗后存活达到五年以上的比例。

作为实例,我们不妨回顾我国曾经进行过的一组绒毛膜上皮癌患者。全组共 940 个病例,经过化疗和放疗以后已全部存活5 年以上。75%的患者到研究时已活过了 10 年。其中 95 名患者已生存 20 年以上。这组患者中有 208 例保留了生育功能,共生育了 256 名小孩。孩子中年龄最大的已有 23 岁,这些后代的身体和智育都未受到影响。充分说明,癌症患者是可以治愈的,还可以正常人一样地生活。

最近,在 2013 年 4 月 11 日的《医师报》上又进一步传递了最新的信息。2012 年美国报告的癌症生存者共有 1 370 万人之多。据估测,我国应在 3 000 万人以上。可见,目前癌症治愈的患者比以前有了更多的累积。

恶性肿瘤已有远处转移还能治疗吗

恶性肿瘤临床上如检出在离原发病灶的远隔部位有转移病

灶,大多属于肿瘤临床分期中的Ⅳ期,也即通常所说的晚期。按照一般的理解,已失去了从根本意义上治好的可能。是不是还值得进一步以积极的态度去争取治疗,也是常常会遇到的实际问题。按照肿瘤科学的进展和现状,应取的态度是不作或少作一概而论,更多的以事论事,实事求是。

有的肿瘤尽管力求早期发现、早期诊断,但仍有相当数量的病例求治已晚,幸而还并非不能治疗,而且还有可能挽狂澜于既倒。此种情况,不放弃就医,找到合适的医院和医生,采取适当措施,便是争取转机的关键所在。

另有一些肿瘤,原先晚期治疗无望,大多放弃救治。但随医学药学发展,转眼间,已有新的药物、新的方案使早先的不治之症转为可治之症。有相当一部分病倒可以死里逃生,再生有望。晚期大肠癌肝转移,经新药化疗联合靶向治疗,再经手术治疗能获得早期无肝转移的病例便是例证。

总而言之,与上述讨论中类同的情况不时有之,虽然常使人纠结不已,但只要患者想治、家属要治、尚属能治,仍可争取续治。

什么是癌痛

癌痛是一种不愉快的躯体感觉和情感经历。2002 年第十届国际疼痛大全上已予疼痛以新的理念。认为疼痛是一种疾病,而不仅仅是一种症状。并且已将"疼痛"列为人体第五大生命指征,与呼吸、血压、脉搏、体温一样重要。

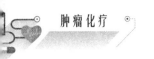

癌性疼痛(简称癌痛)是指癌症本身以及癌症治疗过程中所产生的疼痛。据目前所知,大约70％的晚期癌症患者以疼痛为主要癌状,30％的癌症患者有难以忍受的剧烈疼痛。癌痛也是患者面临的最大痛苦。

癌性疼痛多为慢性疼痛,还可以伴有爆发性疼痛。慢性剧烈疼痛如果得不到缓解,会发展成顽固性疼痛。

肿瘤患者疼痛的原因错综复杂,往往难以简单地一言而蔽之,大体上有以下几个方面:

(1)肿瘤生长,直接破坏组织,浸润或堵塞血管,骨转移时刺激骨膜,肿瘤引起脏器梗阻、黏膜炎症、溃疡、坏死等。如肿瘤侵犯中枢神经系统或其他神经组织则尤甚。

(2)与肿瘤治疗有关的疼痛:此类疼痛常常事关肿瘤治疗的副作用或并发症,部分属医源性疼痛。例如,放疗后疼痛综合征,某些手术后疼痛也属此类,个别化疗药物使用后也偶有患者陈述肿块所在部位有疼痛。

(3)肿瘤间接有关的疼痛:如肿瘤患者带状疱疹愈后后遗的神经痛,其他共患病所致的疼痛等。

癌痛病因复杂,与病期早晚及可治与否并无直接关联,不宜即此臆断为不治之症而过早放弃积极治疗。

癌痛是否该医治

癌症患者出现了癌痛,二者都需要治疗,孰为先?

不少人以为,痛由癌起,能忍则安。癌症夺命,治癌为先。癌症若控,痛自消退。殊不知,这是一个一厢情愿的伪命题。

实际上,在癌痛患者中,因为各种原因 50%～80% 的癌痛并未得到有效控制。由于癌痛未控会影响患者睡眠,导致食欲减退,体内免疫力下降,又使肿瘤有进一步发展的机会。癌痛不仅引起患者躯体疾病加重,还会造成患者情绪消沉,悲观失望,焦虑抑郁,致使生活质量下降和社交能力减退。癌症未控,癌痛未减,腹背受敌,疲于应对。

反之,换位进行思考。通过有效抗癌治疗,从源头上控制癌痛,需假以时日才能实现。在抗癌治疗效果显现之前应由行之有效的止痛治疗保驾护航,使抗癌治疗顺利实施,以达疗效的最大化。若获满意疗效,可得两全其美。如仍无根治可能,至少也能在无痛状态下,带瘤延年,不致顾此失彼。

因此,癌痛患者,无须忍痛,有效止痛,积极抗癌。

如何描述患者癌痛的严重程度

每个癌痛患者都是一个独立的个体,疼痛又是自主的躯体感觉并且带有强烈的个人感情色彩。感受疼痛本身有很强的主观性,疼痛程度往往由患者口述或者躯体动作体现,因此医生很难用客观的指标去评价。现在肿瘤科医生常用的是癌痛量化评估法评价癌痛。医生使用疼痛程度评估量表等量化标准来评估患者疼痛的主观感受。这种量化评估方法,确实有助于医生了解患者的疼痛程度,但是这需要患者密切配合才能完成评估。

目前,主要有三种癌痛量化评价方法:数字分级法、面部表情疼痛评分量表法、主诉疼痛程度分级法。数字分级法:0 表示无疼痛,10 表示最剧烈的疼痛。交由患者自己选择一个最能代表自身疼痛程度的数字,或由医护人员询问患者:你的疼痛有多严重? 由医护人员根据患者对疼痛的描述选择相应的数字。轻度疼痛(1～3),中度疼痛(4～6),重度疼痛(7～10)(见图3)。面部表情疼痛评分量表法:由医护人员根据患者疼痛时的面部表情状态,对照《面部表情疼痛评分量表》进行疼痛评估,适用于表达困难的患者,如儿童、老年人,以及存在语言或文化差异或其他交流障碍的患者(见图4)。主诉疼痛程度分级法是根据患者对疼痛的主诉,将疼痛程度分为轻度、中度和重度疼痛。轻度癌痛是指疼痛一般可以忍受,能正常生活,睡眠基本不受干扰;中度癌痛常为持续性疼痛,睡眠已受到干扰,食欲有所减退。此类疼痛患者需应用镇痛药物,晚间可服用安定等药物辅助睡眠;重度癌痛是指难以忍受的剧烈疼痛,严重干扰睡眠和饮食。重度的剧烈疼痛应在医生指导下正规使用强效阿片类镇痛药物治疗。

对疼痛程度有正确评估是镇痛治疗取得良好效果的关键一步。无论是肿瘤科医生还是癌痛患者,都应慎重对待,两者更要紧密合作,才能对疼痛程度有正确判断。在疼痛药物调整剂量的过程中,有时需要连续数天反复多次进行疼痛评分。患者应该以积极的态度配合,主动向医生护士报告疼痛的部位、性质和程度,用药以后的反应等情况,方便医护人员作出正确判断,以期尽快达到疼痛控制,提高自身的生活质量。

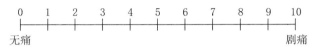

图3　疼痛程度数字评估量表

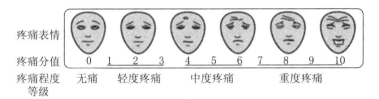

图4　面部表情疼痛评分量表

有哪些方法可以治疗癌痛

　　镇痛药物的治疗在癌痛治疗中,占据了相当大的比重。以无创为原则的药物治疗,患者易于接受,临床医生应用方便,因此是镇痛治疗的首选。但是药物治疗并不是癌痛治疗的全部,其他的非药物治疗在癌痛治疗中也起到了很大的作用。

　　非药物治疗方法主要包括了:介入治疗、针灸治疗、经皮穴位电刺激等物理治疗、认知—行为训练、社会心理支持治疗等。适当配合非药物治疗,可以作为药物止痛治疗的有益补充,与镇痛药物治疗联用,提高和增加治疗效果。

　　介入治疗是指神经阻滞、神经松解术、经皮锥体成形术、神经损毁性手术、神经刺激疗法、射频消融术等干预性治疗措施。

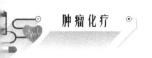

硬膜外、椎管内、神经丛阻滞等途径给药,可以通过单神经阻滞而有效控制癌痛,减轻阿片类药物的胃肠道反应,降低阿片类药物的使用剂量。介入治疗应有选择性地使用,应当综合评估患者的预期生存时间及体能状况、是否存在抗肿瘤治疗指征、介入治疗的潜在获益和风险等。

癌症疼痛是属于慢性疼痛,治疗还是以口服或外用贴剂镇痛药物为主要治疗手段,同时辅助心理疏导等。患者有重度疼痛,强阿片类药物治疗效果不佳或是药物不能耐受或是特殊部位的疼痛等,可以考虑加用介入治疗等手段,改善镇痛疗效。

什么是"三阶梯镇痛原则"

癌症带给个人最甚的痛苦莫过于疼痛,尤其是未得到很好控制的重度癌。有时可致尊严尽失,甚至痛不欲生的地步。因而,有效地控制癌痛,体现着对生命的尊重。即此而言,癌痛治疗与肿瘤本身的治疗具有同等重要的地位。

目前缓解症状的癌痛治疗最基本和最常用的方法是以世界卫生组织(WHO)倡导的"三阶梯镇痛原则"为基础的药物治疗。此原则形成于20世纪80年代,已在全球经过上亿人次的临床实践,证明是行之有效,用之可信,能实现"无痛人生"的控制癌痛的方法。具体方案分三步:第一步,使用非麻醉镇痛剂,如阿司匹林、安痛定、布洛芬等,适用于晚期癌症轻、中度疼痛患者;第二步,当使用常规非麻醉性镇痛剂无效时,可加入可待因等弱阿片类药物;第三步,当以上复合用药仍不能解除疼痛时,对于中度到剧烈疼痛患者使用强阿片类药物,如吗啡、盐酸羟考酮、芬太尼等。在按阶梯用药的同时,要根据患者实际情况,争取口服给药,按时而不是按需个体化给药以及注意随时处理可能出现的不良反应。这些就是三阶梯镇痛原则的要旨。

阿片类止痛药物用多了会上瘾吗

恶性肿瘤晚期转移的时候,常常会出现疼痛。严重的癌性疼痛需要应用阿片类药物镇痛治疗。如果晚期恶性肿瘤治疗效果欠佳,往往患者需要长期生活在疼痛中,导致生活质量严重下降。因此,需要长期应用阿片类强效镇痛药物治疗,改善症状。很多患者和家属担心长期用阿片类药物,会不会像吸毒一样上瘾呢? 所以,一部分患者宁愿忍受疼痛,也不愿意换用阿片类药物。这其实是对阿片类药物认识上的一个误区。患者和家属误将阿片类药物的耐受性等同于成瘾性(精神依赖性),或将药物滥用等同于成瘾性等错误观念,都是导致人们对阿片类药物产生恐惧的重要原因。

阿片类药物成瘾的发生率与药物剂型、给药途径和给药方式有关。静脉直接注射使血药浓度突然增高,容易出现欣快感及毒性反应,从而易于导致成瘾。目前临床上长期使用阿片类药物多是缓释剂型或透皮给药的方式,按时用药可以避免出现

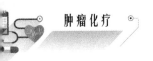

过高的峰值血药浓度,从而减少发生成瘾的危险。

现在WHO(世界卫生组织)已经不再使用"成瘾性"这一术语,而是使用"药物依赖性"。药物依赖性又可以分为躯体依赖性和精神依赖性两大类。躯体依赖性不等于成瘾性,精神依赖性才是人们常说的成瘾性。躯体依赖性不影响患者继续合理使用阿片类药物。

癌性疼痛病因控制及疼痛消失后,可安全停用阿片类止痛药物。吗啡每日用量在 30～60 mg 时,突然停药一般不会发生意外。长期大剂量用药,应该逐渐减量停药。

阿片类药物有最大剂量吗

镇痛药物往往分为三个阶梯,在患者不同的疼痛程度时选用不同作用的镇痛药物。按照患者的疾病状况和癌痛缓解药物类型,从而决定个体化治疗方案。轻度疼痛的患者可以选用非甾体类镇痛药物(对乙酰氨基酚、塞来昔布)等。但是根据非甾体类镇痛药物的特点,长期大量应用可能会影响患者肝肾功能,因此有药物剂量限制。中重度癌痛患者主要选用强阿片类药物治疗。由于癌痛是慢性疼痛,因此镇痛治疗是个长期过程,药物的剂量、安全性是患者和家属关心的主要问题。

阿片类药物镇痛治疗用药剂量的个体差异相当明显,因此没有理想标准剂量。以吗啡为例,有效止痛剂量为 5～1 000 mg 都可以在临床上应用。镇痛治疗效果除了与药物类型剂型有关,还受到患者肿瘤类型、侵犯范围、原发病治疗、镇痛治疗和精神心理等多方面影响。

用阿片类镇痛药物引起的各种不适怎样处理

阿片类药物是医生常常会处方给癌痛患者长期使用的镇痛类药物。由于癌症疼痛多为慢性疼痛,阿片类药物需要长期使用,因此该类药物的安全性和不良反应是患者、家属和医生都非常关注的问题。阿片类药物最常见的不良反应主要包括恶心、呕吐、乏力和便秘等。其中,以便秘的发生率最高,达到 48% 左右;其次是呕吐,约为 18%。便秘是降低患者生活质量且困扰家庭的严重问题。并且不会随着阿片类药物应用时间的延长而减轻,因此需给予特殊处理改善便秘情况。建议便秘的患者,多喝水;多吃蔬菜和水果;适当活动;适当服用缓泻剂,例如乳果糖,麻仁丸等。患者在初次服用阿片类药物时,会出现恶心、呕吐、乏力和嗜睡等反应,这时候可以加用止吐药或者少量糖皮质激素,从而减轻反应。随着用药时间的持续,患者的这些不适症状会逐渐减轻或者消失。止吐药物的应用时间一般不超过 1 周,恶心症状消失后就可以停用了。

在阿片类镇痛药物应用过程中,有时还会发生过度镇静、呼吸抑制和尿潴留,但这些现象发生的机会相当少。只有在肿瘤科或疼痛科医生指导下,正确应用阿片类药物,才能避免严重不良反应。

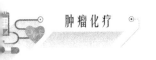

在使用这些药物治疗时,如果发现有上述不适反应,不能自行随意停药,而是应该及时告诉医护人员,以便医生给出相应的治疗措施,减轻患者的不适感,从而达到良好的疗效。

镇痛药物是注射、口服还是外贴

阿片类镇痛药物有多种剂型可以供选择,主要包括:口服片剂、外用贴剂和注射针剂。晚期癌症引起的疼痛往往是长期的,镇痛治疗也需要长期进行。因此,我们希望选择使用方便,安全性好,给患者创伤最轻的镇痛药物。由此,我们提出了药物使用的"无创伤原则"。口服药物和外用贴剂是完全符合这个治疗原则的药物。作为治疗慢性疼痛的阿片类药物,常用的种类包括吗啡缓释片和长效芬太尼贴剂等。这些药物都有使用方便,患者耐受性好,不易成瘾和更加经济等特点。一些吞咽有困难且不能服药的患者,或者不能耐受吗啡不良反应的患者,可以考虑使用芬太尼贴剂。

然而,有的患者会问,长期口服镇痛药物的同时,有时候会有疼痛急性发作,那时是否应该注射针剂才能效果更好呢?答案并非如此。患者长期应用缓释剂型的镇痛药物,以期达到长期止痛的目的;在爆发性疼痛发生的时候,患者可以临时口服短效吗啡,从而达到迅速止痛的要求。反复注射强阿片类药物针剂,会给患者增加躯体创伤,而且容易成瘾。因此,我们并不建议癌痛患者使用针剂药物镇痛。

缓释类止痛药物能不能弄碎了吃

　　随着制药技术的进步,现在新型的制剂层出不穷,相继应市。在止痛药领域中较常遇到的有两种:一种为美施康定,即硫酸吗啡控释片。还有一种为奥施康定,又名盐酸羟考酮缓释片。这两种药都是新型的缓释类药物。目的是通过制药技术的改进,让药物进入人体分解吸收后不是像以往的药物一样,有如烟花怒放一样,四处分散吸收,而是改成慢慢有控释放,缓缓吸收,细水长流,在一个需要的合理浓度水平上,维持所需的足够长的时间,以期得到更好的药理效果。

　　如以美施康定为例,它所采用的是用缓释膜技术双层包的方法,有如日常生活中的大汤圆内包小汤圆的做法。如果把它直接放在水中溶开,或是将它弄碎后服,一方面是辜负了制药专家煞费苦心的精心设计,使他们的始料不能得及,另一方面还多了一层增添隐患的阴影,可能在弄碎之后体内药物瞬时吸收过多,导致不良反应呈现。由于所希望的稳衡水平不能出现,以致有效药理作用也不能呈现。如果遇到有这类难以口服的情况,不妨把这两种药物改成纳肛或改用芬太尼透皮贴外用。

怎样用好芬太尼透皮贴剂止癌痛

　　芬太尼是一种高选择性与 μ-阿片受体相结合的强阿片类镇

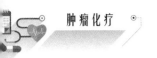

痛药,用于治疗中度到重度慢性疼痛,癌性疼痛。

芬太尼透皮贴剂是缓释剂型,一经贴用,可维持72小时。使用前应根据患者的疼痛程度确定所需剂量,给药后要定期进行剂量评估,发热时药物透皮吸收会增加。

芬太尼透皮贴剂不同于一般的止痛膏,系通过皮肤吸收而全身起作用,因而并不是哪里痛,贴哪里。贴用透皮贴的部位最好选在躯干,宜选锁骨下胸部洁净处,或上臂非刺激又非辐射的平整表面,无毛发部位较宜,如有毛发,应事先剪除。开始贴用时宜预留更换部位。一个部位不宜连续换贴,隔数日后再贴无妨。

用透皮贴剂前如需清洁皮肤可以清水清洗,不宜用肥皂、油剂、洗剂或其他制剂。皮肤干燥后可开袋贴敷,贴后手掌用力按压30秒即可。换下的透皮贴剂仍有部分药物残留,需按医疗废弃物处理。

作为肿瘤患者怎样应对才算到位

俗话说得明白,"一个好汉三个帮"。一个治疗得好的癌症案例,往往就是这样。毫无疑问,在这"铿锵三人行"中,总体演得好不好,关键是肿瘤患者。另外两位,患者家属和医生都是配角。

一个人在患上了癌症以后,尤其是对于一个平素体健,难得求医问药的人来说,心情难免顿时沉重如铅。疑虑、忧愁和悔怨等等一连串问题会在脑海里不时此起彼伏,使人一时欲罢不能,不知如何是好。要是你能接受下面的建议,那么,对你打算成为一个要战胜癌症的强者来说,将会有所裨益。

(1) 面对现实,配合完成好治疗。首先患者需要去除恐癌心态。癌症在今天已不是不治之症。至多也不过就是一种较为复杂难治的常见慢性病。目前癌症患者已有半数以上可获治愈,并且逐年有增无减。非但早期癌症能治愈并不在话下,即使中晚期患者,能治愈的比例也逐渐提高。尤其令人欣慰的是,近年来治癌药械,创新连连;治癌理念,屡屡更新;治癌合作,广泛见效。可以预期,一场改进癌症治疗现状的令人耳目一新的变化已在萌发之中,形势喜人,催人奋进。平心而论,今天的癌症患者,与十年、二十年之前患癌症的患者来比,底气要足得多,胜算要大得多,再不自我珍重,畏首畏尾,左顾右盼,自怨自艾,真是下对不起子女,上对不起父老了。

一般而论,肿瘤治疗,有困难多为两个方面。一是总的时间有时比较长,反复折腾。二是有的处理步骤会有一定的不舒服。后者医患双方事先充分沟通,尽可能采取相应措施使之减轻可控,随时间延伸,也就过去了。

(2) 定期随访,持之以恒。目前不少肿瘤的初起疗效是不错的。但是,仍有一小部分患者在初期治疗后经过若干时日,甚至长到数十年的时间再出现复发的,最久的患者复发时已将近 30 年了。肿瘤复发只要能及早发现,及早作相应处置,有较好的疗效不在话下,照样仍能长期健在。而定期到医院复查和随访是早期发现有无复发的良好途径。

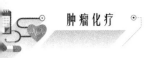
（3）合理生活，积极康复。肿瘤患者完成治疗后，一部分早期患者经过适当疗养，可以重回工作岗位，酌情担任一些力所能及的轻工作。

对于大多数中晚期癌症患者来说，有的人因病情需要还需后续治疗或维持治疗。这些患者居家疗养的时间往往比较长，因此特别需要科学合理地安排好生活。最好是自己制订一张起居时间表，每天的时间要安排得井井有条，并在日历上探明自己应去医院复查或随访的日期。切忌生活毫无规律，晚上不睡，早上不醒，整天麻将电视。自家疗养应当动静结合，劳逸结合，户内外活动结合。尽可能因人因地制宜，散步、打太极拳，适度的气功锻炼和保健操均可量力而行。种花、养鱼、绘画、音乐、书法及集邮等有益修养，陶冶性情的活动，可丰富生活。在季节气候适宜时，也可结伴旅游。体质好，经济实力充沛的，可长途远游。近年，旅游资源丰实的地区已相继开拓了旅游线路。环境美，气候好，借住的季节、时间可协商。但一切安排都要以不致过度劳累为度。过度劳累无形之中会使人体质下降，使抗癌免疫力减退，不利于病情的稳定和控制。

肿瘤患者，愈后康复，要处处珍重，且行且珍惜，淡泊无争，宁静致远。

如何看待和评估中国和美国的癌症医疗

恶性肿瘤是一类复杂难治的慢性病。长久以来，搞得全世界哀鸿遍地,鸡犬不宁。攻克癌症,美国在全球是龙头老大,基础研究,众奖尽归;新药研发,屡获先机;国际交流,叱咤风云。未料百余年来仍未斩获癌症,铩羽而归。自1971年美国尼克松总统宣布对癌症宣战未果,过去已逾近半个世纪。2016年1月12日美国现任总统奥巴马在其任期内的最后一次国情咨文演讲中又宣布了一次攻克癌症的国家计划,重启战鼓,目标要永久治愈癌症。

评说癌症医疗,真可说是"所见者大,独为其难"。方方面面,莫衷一是。但也可洗尽铅华,素面一瞥。这就是看一下目前中美两国的恶性肿瘤总体5年生存率:中国是31%,美国是68%。这就是说,目前60%~70%的美国恶性肿瘤患者已获得了永久性根治,而中国类似情况的肿瘤患者仅半数而已。造成差别如此之大的原因究竟何在呢?

肿瘤超过百种,两国患者所患肿瘤类型不同是差别之大的首要原因之一。2015年,美国约翰霍普金斯大学医学院的一份研究报告认为:人之所以患恶性肿瘤,相当重要的一部分原因是因为运气不好——体内干细胞发生了突变的缘故。进一步的推理是否可以考虑,在发生不好的干细胞突变时,中国肿瘤患者发生肺癌、肝癌、胃癌更多一些,而美国肿瘤患者则是大肠癌、乳腺癌、前列腺癌居多。

第二个造成中国和美国癌症总体5年生存率差别大的原因也与肿瘤疾病谱有关。从目前肿瘤防治的认识来说,要想癌症治疗效果好,不论近期好,还是远期好,还是两者都好,都强调要"三早"——"早发现、早诊断、早治疗"。从两国多发肿瘤来说,

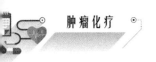

美国高发的肿瘤,在预防、控制、治疗和治愈效果上都要明显占优势。他们的进展,一部分对我们会有帮助,可资借鉴,但是我们有我们的国情和现状,归根到底,不是随光如影的问题。

最后,应当实事求是地认为,美国在治疗癌症的技术和经验上更胜一筹。具体体现在关键性的抗肿瘤新药研发上市,一般要较我国早3—5年,而且品种多、适用面宽。此外,在肿瘤规范化治疗上,如治疗理念,个体化医疗等更为成熟,两国确实存在一定差距。例如,美国在肿瘤治疗核心上比较善于将复杂的技术处理简单化。对治疗方案的选择偏重有效、低毒且较经济。对早期肿瘤患者,以规范治疗为前提,总体上以治愈肿瘤为目标,尽可能提高治愈率,最大限度改善患者生活质量,保证功能,保全肿瘤患者的美容要求。而对于晚期肿瘤患者则注意关注避免过度诊断和过度治疗,注重疾病控制,延缓疾病进展,降低治疗毒性,改善疾病症状,让患者活得更长活得更好。

有比较才有鉴别,有比较才有发展。中国和美国都是癌症医疗大国。当前在医疗和技术水平上,美国先进应属无疑,中国负荷沉重也是事实。但从癌症医疗的发展空间来看,中国如能虚心好学,积极进取,刻意创新,不失时机,在大数据浪潮中,也可一显本色。

面对肿瘤精准化疗,你准备好了吗

恶性肿瘤和人类是老对手。据2003年美国俄亥俄州大学医学院的一份研究报告。在距今 7 000 万年的恐龙椎骨中已发现了恶性肿瘤的存在。史上最早的人癌症病例被命名为"爪哇男子"。于 19 世纪初在印尼被发现,已有超过 100 万年的历史。他的股骨上有一个肿瘤,可能曾患有骨癌。

有关肿瘤的治疗,最早见于古埃及医书中。书中曾提及"乳房上膨胀的肿瘤",仅作了描述和诊断,未述及治疗方法。1590 年法国外科医生 Barthélémy Carbol 认为晚期乳腺癌可手术治愈,开肿瘤外科手术之先河。1896 年美国芝加哥奈曼医学院的一名医学生 EMil Grabbe 组装出了最早的 X 线设备,治疗了一位名字叫 Rose Lee 的乳腺癌患者,为史上最早的肿瘤放疗记载。半个世纪后由芥子气有毒而试治于白血病获效,又发展出了肿瘤化疗这一手段。至此,手术、放疗以及化疗在肿瘤治疗的舞台上,一直担纲主演"三国演义"至今。回顾 20 世纪后 50 年,肿瘤手术治疗已将各种主要肿瘤的标准手术方式演绎到无可再改良的地步。肿瘤放疗的理论研究和设备更替亦达到了难以突破的程度。而肿瘤化疗仰仗基础研究的深入,新药研发不绝于途,且可绝地反击,有回转余地。纵观百余年来的肿瘤治疗,如以生存粗论,肿瘤现代治疗开创之初,肿瘤是绝症,虽不畏死而治,仍因癌症进展而亡。经多方努力,半个多世纪以后,已有 1/3 患者可获治愈。近年来,在各方面条件较好的美国,由于肿瘤早期发现和诊断水平均较高,能得到根治的癌症患者可达 60% 以上。

世纪之交,肿瘤医学的一些重要进展风云际会,突显人前。由于基因分型研究的深入和发展,一些基因突变及相应的靶向治疗斩获骄人成果。乳腺癌、非小细胞肺癌、恶性黑素瘤以及结肠癌的基因突变检测改变了临床治疗,取得了令人刮目相看的效果,成为精准治疗的成功典范。被认为对当代肿瘤治疗将产生革命性的影响。

一石激起三层浪。在肿瘤治疗领域中,精准医学引起了全面震荡的余波。精准外科认为这将有助于追求和完善肿瘤外科治疗三大核心要素的最佳平衡。包括从肿瘤病灶的清除上,要求切除达到最大程度的彻底。同时在脏器保护上也达到最大化,而相应带来的是控制损伤达到最小化。确保肿瘤外科治疗总体上实现微创、安全、高效等多目标的优化,从而达到患者有最好的康复。另一方面,精准医学本来在放射肿瘤学实践中就有潜在的重要应用价值。放射治疗历来奉精准为佳。无论设备还是技术,愈新愈精准,如立体定向放疗(IMTR)和影像引导放射治疗(IGRT)。此外,对优化放疗与药物联合会有帮助。对于明确放疗敏感信号通路(突变、基因表达等)以及监测 DNA 损伤反应的基因状态均可有所裨益。

由于当代高通量全面测序技术已可对数千个基因做多类型组学分析。因而这一技术已成为精准医学发展的核心技术。目前已可检测多种类型的突变,包括点突变、基因融合、拷贝数目等。可用于:检测靶向性测序时可能漏检的驱动基因,为靶向治疗 I—II 期临床研究开展分子水平的深入研究,通过再次活检明确耐药机制以及提供新的发现。总之认为,成立由病理学、遗传学、肿瘤学、影像学、生物信息学和伦理学等多学科专家团队参与组成的多学科精准医学小组,根据患者的综合信息,特别是综合测序的基因组学信息指导患者接受特定的个体化治疗。

精准医学现已成为 21 世纪的医学潮流。21 世纪是精准医学的时代。肿瘤医学的一场颠覆性、革命性的变化正在萌发。其影响深、广、远的程度始料未及。有闻精准医学发展的核心技术全基因组基因测序,我国明年已可望装备全国二甲以上的医院。从而说明在国内肿瘤的精准治疗即将成为既可望又可及的事实。这种先进技术,目前在世界上也仅在美国、澳大利亚和欧洲等不多的国家用于临床。接踵而来的问题是"你准备好了什么?"有一连串问题值得思考,其中经济负担就是一个问题。根据相关政策,个人量力而行。在适合自己实际情况的基础上,追上肿瘤精准治疗的新进展,定能用最佳方式治好肿瘤。祝您好运!